ミスターＪＡＳ
10年の

告白

食品偽装との闘い

Keiichi Nakamura
中村啓一
元農林水産省 消費・安全局
食品表示・規格監視室長

文芸社

本書は、二〇〇二年一月からの約十年間、食の信頼を取り戻すため、
食品偽装と闘った元農水省名物指揮官の真実の物語です。

はじめに

長野県で育ち、寒さには慣れっこだったはずの私にとっても、単身赴任先である京都の冬の厳しさは骨身にしみました。ヌクヌクとした布団の中で、深い眠りについていた二〇〇二年一月二十八日の早朝、一本の電話からすべては始まりました。私の公務員人生、最後の十年間を決定づける電話でした。

「朝イチで神戸に行ってくれ――」

それは、農水省本省からの直々の指示でした。何のことか分からずに電車に飛び込み、車中で読んだ新聞の朝刊には、雪印食品の牛肉産地偽装のスクープ記事が載っていました。〝食品偽装〟が社会問題化するキッカケとなった最初のケースでした。

今でこそ〝食品偽装〟という言葉はよく知られ、行政やマスコミ、消費者はもちろん、生産者も含めて大きな関心が持たれていて、事件撲滅が喚起されています。

しかしほんの十年前まで、

「食品業界に偽装などあるはずがない」

というのが一般的な認識で、食品行政をつかさどる農水省の中でも、これが半ば常識と受け止められていました。

何かの手違いで間違った表示をしてしまうことはあったとしても、意図的に偽装に手を染める業者などいるはずがない。全国で名が知られる会社が、消費者を欺くようなことを自ら行うはずがない。そして、偽装によって巨万の富を得るような世界もあるまい——。

しかし、こうした性善説にもとづく考え方は、最初に経験した雪印の一件で、もろくも崩れ去りました。

「こんなことはどこでもやっている」

「肉の世界に部外者は立ち入れない」

関係者から聞こえてきた声に、問題の大きさと根深さが感じられ、暗澹たる気持ちになりました。

戦後の食糧難の時代、粗悪な食品を売りさばくために一部で始まった食品偽装は、その後、行政や消費者の目の届かないところで地下に潜り、時には裏社会とも手を結びながら、大きな〝うまみのある世界〟が構築されていったのだと思います。この聖域にメスを入れたのが、食品偽装を暴く役割を課せられた〝食品表示Gメン〟です。

本書は、私の役人生活の最後の十年間、仲間たちと協力し、時にぶつかり合いながら、食品偽装に挑んだ激動の日々を振り返ったものです。そこには苦悩、悲哀、葛藤、さまざまな人間の感情がうずまいていました。

本書が、関係者だけでなくすべての人たちにとって〝食の安全・安心〟を考え直す一助になれば幸いです。

筆者

食品偽装との闘い　ミスターＪＡＳ10年の告白●目次

第五章 ようやく掴んだウナギの産地偽装……129

第一章

雪印食品の産地偽装

～それはＢＳＥ問題から始まった～

アメリカ同時多発テロ事件のさなかに

二〇〇一年九月十一日、アメリカの繁栄の象徴ともいうべきニューヨークの超高層ツインビル、世界貿易センターに航空機二機が相次いで突入するという信じられない事件が起こりました。アメリカ同時多発テロ事件の始まりです。ちょうど日本では夜のニュースの時間帯で、我が目を疑うような生々しい映像がエンドレスで流れ続け、日本中がテレビに釘付けになりました。

偶発的な事故ではなくテロ事件らしい、他にもハイジャックされた飛行機があるらしい、など次々と続報が伝えられる中、ちょうど同時期に、もう一つの衝撃的なニュースが断片的に報道されていたことは、あまり皆さんの記憶に残っていないようです。それは、日本国内で初めてのBSE（牛海綿状脳症）感染と疑われる牛が発見されたというニュースでした。

BSEは、牛の脳に小さな空洞ができてスポンジ状（海綿状）となり脳障害を引き起こす病気で、俗に「狂牛病」とも呼ばれました。病気が進行すると運動機能がマヒして自力では立てなくなるなどの症状が現れ、やがて死に至るというものです。

これが初めて報告されたのは一九八六年、英国でのことでした。やがてドイツやスペインなど他のＥＵ諸国でも症例が見つかるなど拡大する勢いを見せていたことから、日本では何とか水際で上陸を防ぐべく、主な感染源と疑われる飼料用の肉骨粉についてＥＵ諸国からの輸入を全面的に禁止するなど措置を講じていました。

にもかかわらず、疑いのある牛が発見されたわけです。

当時、私は京都市内にある近畿農政局の消費生活課長を務めていました。近畿管内二府四県の消費者行政を担う部署です。霞が関の本省に比べればこぢんまりとしたビルの、地方局の一つですから、畜産農家や食品流通業界などからの問い合わせで畜産課が騒然としていたことは覚えています。

ただ言い方を変えれば、この時点では、ＢＳＥ問題に直接関わる担当課だけで何とか対応可能な状況だったことも確かです。

私自身、畜産関連の部署に所属した経歴は一度もありませんが、ＢＳＥについては英国で最初に報告された段階から、身近な問題として接した経験がありました。ちょうど、食品流通局食品油脂課の菓子係長を務めていたときのことです。

菓子に何の関わりがあるのかというと、牛由来の食品用ゼラチンが菓子の原料として使われているのです。分かりやすい例を挙げれば、ゼリー類があります。そのほか液体に粘りを与えたり性状を安定させるために食品全般で広く使われていて、代表的な食品原材料の一つです。

食品用ゼラチンは動物の皮膚や骨などの結合組織であるコラーゲンを加熱して作る純度の高いもので、結果的にはBSEの影響を受けるものではないと判明しましたが、このときの情報収集で、BSEが相当やっかいな難病であることは認識していました。

遠く離れた地域での出来事とはいえ、もしも日本に上陸するようなことがあれば大きな騒ぎになるに違いないと思いました。

そして十五年の時を経て、その〝もしも〟が現実に確認されようとしている……。

しかし世の中は、一部を除いて、思いのほか平静でした。それは、人々の関心がアメリカ同時多発テロ事件に集中していたからにほかなりません。

「肉言うたら牛肉に決まっとるやろ！」

畜産課の面々は大変だ、本当にご苦労様。

正直に言えば、最初はそんな心境でした。まだ消費者パワーの凄さには私自身、気づいていませんでした。

ところが翌週には状況が一変します。

契機となったのは、九月十六日の日曜日に放映されたテレビ番組、ＮＨＫスペシャル「狂牛病・なぜ感染は拡大したか」です。

京都に単身赴任中だった私は、公務員宿舎でこの番組をリアルタイムで観ていました。ＢＳＥにかかった牛が立ち上がれずにペタンと座り込んでしまう映像は以前から何度か放映されていましたが、この番組では人間への感染例が紹介され、さらに感染ルートと見られる肉骨粉が日本でも畜産現場で広く使われていて、問題が根深いことにも言及していました。

明けて月曜日。私はその日に起こることを想像もしないまま、いつもと同じ時間に出勤しました。朝から課の電話のベルが聞こえてきて、どうも雰囲気が違います。まずは自分のデスクで電話を取ります。一般消費者からの問い合わせでした。消費者行政担当の、うちの部署に電話が回ってきたようです。

「昨日のテレビを見たが、日本で狂牛病が広がる恐れはないのか」

「冷蔵庫に牛肉が残っているが、食べても大丈夫か」

「飼い犬が腰を抜かしているが狂牛病でないか心配」

不安に駆られた人々からの電話はほとんど途切れることがなく、他の職員も含め、月曜日に予定していた仕事は手に付かないままでした。畜産農家や流通関係者など限定的と思われていた不安は、たった一夜にして、一般の消費者の不安に飛び火したのです。マスメディアの威力をつくづく実感した出来事でした。

もう一つ初めて知ったことがあります。肉の問題で聞きたいことがあるという内容の電話だったのですが、念のために「何の肉のことですか？」と問い返したところ、「肉言うたら牛肉に決まっとるやろ！」と怒られてしまいました。

そう、関西では肉といえば牛肉のことを指すのです。確かに、神戸や淡路、丹波、近江など牛肉の産地が多い地域で、松坂とも近距離です。豚の挽肉で作った肉まんを、あえて「豚まん」と呼び分けたくなるのも頷ける気がします。

農水省には全国七カ所の地方農政局がありましたが、本省を除けば、近畿農政局がもっとも問い合わせ件数が多かったとあとから知りました。

私自身、東京や長野で育った人間だとはいえ、過去にも近畿農政局で勤めた経験がありながら、関西が牛肉文化であることはまったく気づいていませんでした。

国産牛肉の買取制度が始まる

ＢＳＥ問題が国民的な関心事に急浮上したことから、間もなく近畿農政局にＢＳＥ対策本部が設置され、私もメンバーの一員になりました。

消費生活課長としての私の役割は、消費者に正しい情報を伝え無用な不安を解消することです。

具体的な日付の記憶がおぼろなので多少の前後はあるかもしれませんが、このころ本省ではＢＳＥ問題の説明会を開いていました。各地の農政局でも説明会を開いて国民に正しい情報を提供するよう指示があり、さっそく参加希望者を募ることにしました。

説明会の準備に当たっては、ずいぶん冷や汗をかいたことを覚えています。というのも、説明会の開催日時も決まったのに、我々が参考にできる資料が満足に揃わないからです。

本省の担当部署に何度も催促をかけましたが、本省は本省で、てんやわんやの事態です。ＢＳＥ自体一般にはあまりなじみのない事柄ですから、どんな質問が寄せられるか予測がつきません。一定の受け答えができるようにするには十分な手元資料が必要なのに、着くはずの資料が何日も遅れて届くような有様で、気が気ではないのです。

業を煮やした私は、個人的な人脈を使って本省にいる同僚などに手を回し、代わりに資料を手配してくれるようお願いして、事なきを得ました。本省で勤務した経験が浅い人であれば、右往左往するばかりだったかもしれません。

翌十月に入ると、BSE問題への対策の一環として、国が新たな施策を打ち出しました。まず、厚生労働省による食用牛肉の全頭検査が十八日から始まりました。それ以前に解体処理されて安全性に疑念が拭えないために流通が止まっていた国産牛肉については、誤って市場に出回ることがないよう国が買い取ることになりました。これが『国産牛肉買取制度』です。農水省の外郭団体である農畜産業振興事業団が、全国農業協同組合連合会や日本ハム・ソーセージ工業協同組合などの業界六団体を通じて食肉を扱う業者から国産牛を買い取り、業者は事業団に補助金を申請するというものです。のちに、買い取った国産牛は焼却処分とすることも決まりました。

こうした施策によって、全頭検査のフィルターを通った牛肉だけが市場に出ることになりました。

当初はスーパーマーケットの売場に輸入牛肉しかなかったり牛肉売場の棚が狭まったりで不便を感じた人もいたかもしれませんが、このときばかりはさすがに利便性よりも安全性です。牛肉の安全性が担保されたことで国民の不安は徐々に和らぎ、十一月に入ったころにはBSE

対策の仕事も次第に落ち着きを見せ始めたように思います。

ＢＳＥ問題が急浮上して多忙を極めていた時期は、実は個人的にも気ぜわしい時期でした。もう高齢になっていた私の父親が肺気腫を患っていて、東京の自宅で在宅酸素治療を受けていたからです。今すぐどうこうという状態ではありませんでしたが、できるだけ頻繁に顔を出したいところです。次の週末は自宅に帰れるかな――そんなことを考えていた二〇〇二年の一月、私の公務員生活に激変が訪れるとは、想像もしませんでした。

買取制度を悪用した雪印食品の詐欺事件

食品パッケージに記された表示が正しいかどうか監視を行う仕事は、雪印食品による偽装牛肉事件が発端だった、と言って良いと思います。

当時はこの仕事に専任する監視専門官という職種がまだ誕生しておらず、当然ながらその愛称である『食品表示Ｇメン』も世の中に登場していません。

しかし改めて歴史を遡ると、すべての起点がここにあったことが分かります。

雪印食品は雪印乳業の子会社で、ハムやソーセージなど食肉加工製品の製造・販売を中心に各種食品を扱う業界大手の会社でした。この事件の経過を少し振り返っておきましょう。

二〇〇二年一月二十三日、最初に新聞を賑わせたのは、国産牛肉買取制度を悪用した詐欺事件でした。同社が全国に四カ所展開していたミートセンター（食肉加工センター）のうち、兵庫県伊丹市にある関西ミートセンターが、前年の九月以降、本来なら買取制度の対象とならないオーストラリア産牛を国産牛と偽って制度の適用を受けていたことが判明し、これが大きく報道されたものです。

買取制度では業界団体から業者へ、このケースで言えば日本ハム・ソーセージ工業協同組合から雪印食品にお金が支払われましたが、元々のお金の出もとはもちろん国庫の税金です。一企業が税金を詐取したことに加え、オーストラリア産牛と国産牛とでは価格差がありますから、偽装することで必要以上に高く売って不正な利益を得たことにもなります。

親会社の雪印乳業は、この一年半前に乳製品による被害者が一万人を超える集団食中毒事件を起こしています。

企業再生の一歩を踏み出していた時期に同じ『スノーブランド』を掲げる子会社が詐欺事件を起こしたことから、世間からは激しいバッシングを受けました。親会社と子会社の違いはあるものの、消費者から「また雪印か」と思われるのも無理はありません。

偽装の舞台となったのは、牛肉の冷蔵保管を請け負っていた西宮冷蔵という会社です。

一連の報道記事などをもとにすれば、買取制度が始まった直後に雪印食品の社員らが西宮冷蔵を突然訪れ、人海戦術で箱の詰め替えやシールの張り替えをしてオーストラリア産牛肉を国産牛肉に化けさせ、西宮冷蔵側に口止めを強いたようです。

事件が明るみになったあと、同社の社長がたびたびテレビに登場していましたが、下請けという弱い立場ながらお得意先の不正を訴えざるを得なかった苦悩は、いかばかりだったでしょうか。

買取制度を悪用した詐欺事件では、近畿農政局の職員が二十三日に立入検査に入っています。検査の結果を踏まえて兵庫県警に告発状を提出するなどの仕事は畜産行政を担当する畜産課の役割で、私に直接の出番はありません。日本で初めてＢＳＥ感染牛が発見されたときもそうでしたが、畜産課があまりに忙しそうなので、「消費者からの問い合わせは、ウチの部署で代わりをするから」とお手伝いを買って出ていたほどです。

同じ近畿農政局内での出来事ですから他人事とは言いませんが、少なくとも、自分の身の上に直接火の粉が降りかかる状況でなかったのは確かです。

畜産課は大変だなあ――。

やはり、そう思っていました。

早朝の電話「朝イチで、神戸に行ってくれ」

私の出番は、突然やってきました。

五日後の一月二十八日のことです。早朝の五時ごろだったでしょうか、上司から朝駆けの電話でした。

「本省の消費生活課が連絡を待っている。今すぐに電話をしてほしい」

とのことで、何やら大ごとのようです。さっそく電話をかけると本省の消費生活課長から、

「朝イチで、神戸に行ってくれ。朝刊を買って読んでおくように」

との指示でした。

神戸には、農水省の研究機関である農林水産消費技術センター（現・独立行政法人農林水産消費安全技術センター）の神戸センターがあります。技術的な見地から農水省の業務をサポートする役割を担っていて、業務内容は多岐に及びますが、当時はその一つに、一般消費者向け

に売られている食品に正しい食品表示がなされているかどうか監視をする業務がありました。

近畿農政局の中で食品表示の担当といえば、私が在籍している消費生活課だけです。ただし監視というよりも食品表示の普及啓発が職務だったのですが、ともあれこれに関わる急用で、何らかのお手伝いをせよということなのでしょう。

いったん出勤して身繕いをし、京都から神戸に向かいました。途中で携帯電話に「本省からも担当者が入るから、その指示に従うように」と連絡が入ります。買い求めた朝刊には、雪印食品が国産牛の産地偽装にも手を染めていたというスクープ記事が載っていました。ということは、ＪＡＳ法の食品表示制度に抵触する事案だと察しがつきます。買取制度を悪用した詐欺事件とは異なる、もう一つの偽装事件です。

少し、解説が必要かもしれません。

ＪＡＳ法というのは正式名称を『農林物資の規格化及び品質表示の適正化に関する法律』と言い、古くは一九五〇年に制定された法律です。

戦後の混乱期に粗悪な食品などの農林物資が出回ったことから、これを改善すべく、おなじみのＪＡＳマークに代表される規格を定めて普及させることにより生産者に対して一定品質の確保を促すことが主な趣旨で、もともとは産業振興的な性格をもって生まれました。

その後、消費者保護基本法（現在の消費者基本法）が一九六八年に制定されるなど消費者保護の考え方が広がり、海外からの輸入食品もさまざま入り始める中で一九七〇年にＪＡＳ法が改正され、初めて食品表示制度が盛り込まれました。

この食品表示制度では、生鮮食品や加工食品など種類に応じて表示すべき項目が定められていて、生鮮食品である食肉の場合は、名称や内容量とともに原産地を表示しなければなりません。外国産の場合は国名、国産の場合は国産もしくは都道府県名等が必要で、これを偽れば、ＪＡＳ法違反（ＪＡＳ法による表示義務違反）となるわけです。

朝刊記事の詳細は覚えていませんが、確か、北海道産牛肉を熊本県産牛肉に偽装したという内容だったでしょうか。国内初のＢＳＥ感染牛と確認された牛は千葉県で育てられた牛ですが、生まれは北海道であることがすでに知られていました。販売に支障が出ないよう画策して、ＢＳＥを想起させないように産地を偽装したと考えることができます。

今でこそ「ありがちな話」と思えるかもしれませんが、当時はこういう表示違反が、しかも全国に名が知られた一流大手による事案が現実に出てくるとは、正直、予想もしていませんでした。

察しの良い方なら、「買取制度を悪用した最初の詐欺事件はＪＡＳ法違反ではなかったのか」

と思われるかもしれません。このあたりは法律の守備範囲の違いでもあるのですが、ＪＡＳ法の食品表示制度は『一般消費者の選択に資する』、つまり一般消費者の商品選択に役立つことを目的として定められたものです。規制対象となるのは、一般消費者向けのすべての飲食料品(外食向け等業務用は対象外)。言い方を変えれば、一般消費者が直接介在しない業者間などの取引はＪＡＳ法の適用を受けません。

つまり、最初の詐欺事件は雪印食品と業界団体間のやりとりですから、ＪＡＳ法では規制の対象外ということになるわけです。少なくとも当時の法律では、そうでした。これが問題視されて後に運用の見直しに至るのですが、それはまた、後述することにしましょう。

さて、話を戻します。本省の指示を受けて、農林水産消費技術センターの神戸センターの一室には三々五々と人が集まってきました。最終的には総勢で十名近くだったでしょうか。近畿農政局からは私と部下の二人で、その他には本省から駆けつけた消費生活課の職員、センターの表示監視の担当者なども一緒です。

これから行われようとしているのは、雪印食品関西ミートセンターへの立入検査です。私自身、ＪＡＳ法にもとづく立入検査は、これが初めての経験でした。

急ごしらえの寄せ集めチームで手探りの準備

ＪＡＳ法違反と疑われる事案があった場合に行政としてできる対応は、まず立入検査です。当時は、表示義務違反と認められれば、表示基準を守るよう〝指示〟を出し、指示を守らないようなら〝公表〟、公表してもなお指示に従わない場合は〝命令〟を出して、命令に従わない悪質な例では〝罰則〟を与えることができました。このように、段階的な罰則を適用していくことになるわけです。立入検査は、その第一段階となります。

ＪＡＳ法にもとづく立入検査は初めての経験、と先ほど言いました。それは私ばかりではなく、本省の担当者も同じでした。

というのも、それまで立入検査を実行するのは、もっぱら農林水産消費技術センターの役割だったからです。それも抜き打ちの立入検査ではなく、あらかじめ日時のアポイントを取った上での定期的な検査で検査の対象もＪＡＳ規格の確認が主です。現場にいる時間はせいぜい二時間程度でしょうし、〝違反がないか、しらみつぶしにチェックする〟というよりも、〝適正な管理がなされていることを確認する〟のが主眼だったろうと思います。いま改めて振り返れば、「手ぬるい」と言われても仕方がないのかもしれません。

食中毒や有害物汚染など、人の生命に関わる衛生面（すなわち、食の安全）については以前から国民の関心が非常に高く、厚生労働省が主管する食品衛生法のもとで、自治体単位の保健所が安全確保に努めてきました。しかし、食品表示の信頼性（すなわち、食の安心）については、国民的な関心事へ急速に発展していく途上の時期で、制度そのものが時代に追いついていなかった、という言い方もできると思います。

農林水産消費技術センターの職員は立入検査の経験があったでしょうが、少なくとも突発的な立入検査という物々しい事態は全員が初めてです。しかも、その日初めて顔を合わせる人も少なからずいて、いかにも急ごしらえの、寄せ集めの立入検査チームでした。

具体的にどうやって進めていけばいいのか、お手本のオペレーションは何もありません。基本的には〝出たとこ勝負〟です。

雪印食品関西ミートセンターの業務概要や食肉流通における役割、関西ミートセンターの所在地や車でのアクセス方法などは全員で認識の共有化を図りましたが、建物の見取り図までは用意できていなかったと思います。本来なら、証拠が隠されないよう部屋の位置取りや出入口の場所くらいは事前に調べておきたいところですが、今日の今日ですから限界があるというものです。

しばらく待機のまま時間が過ぎたあと、十六時に関西ミートセンターに入るよう本省から指示がありました。あとで知ったことですが、本省幹部が「ＪＡＳ法違反の容疑で十六時に立入検査に入らせる」とマスコミに語ったようです。

いよいよ出発です。二台の車に分かれて、神戸から伊丹市へ向かいました。

「そんなことは現場で考えろ！」

雪印食品関西ミートセンターの前には、すでに大勢のマスコミが集まっていました。そろそろ陽も傾き始めるころで、煌々と焚かれたカメラのライトが目につきます。その様子を車の中から見ながら、

「やっぱり、悪事を働くとこういう目に遇うんだねえ」

などと傍観者のように呟いていたのですが、我々が車から降り立つと、一斉にライトやフラッシュの洪水が押し寄せました。彼らは十六時に立入検査チームが来ることを知っていて、待ち構えていたのです。取材対象が関西ミートセンターではなく自分たちであることに初めて気づき、一同に緊張感が走ります。

計算違いだったのは、ちょうどミートセンター内の会議室で記者会見が行われていたらしく、室内にマスコミが入っていたことです。我々が入ろうとすると、

「農水省の立入検査が来たぞ」

と室内からマスコミ陣が出てきて、建物の外からもマスコミが我々を追ってきますから、両方から挟まれて入口はもみくちゃです。私の頭にはゴツンゴツンとカメラのレンズが当たり、あまりの騒然とした様子にミートセンターの女子社員が泣き崩れていました。

本省への報告と相談を兼ねて、さっそく電話をします。

「ただいま立入検査に入りました」

「そうか」

「何か具体的な指示はありますか？」

少し間があって、本省の担当者が言います。

「そんなことは現場で考えろ！」

これには返す言葉がありません。前例がないのですから、行動を指示できる人などどこにもいないのです。現場で臨機応変に対処するしかなさそうです。

この日は三時間ほど現場にいたでしょうか。まずは関西ミートセンターの業務実態を把握するべく、聞き取り調査から始めます。

ミートセンター内の配置はどうなっているのか。仕事の流れはどうか。入荷した肉がどのように加工され、どのような形で出荷されるのか。組織体制や指示命令系統がどうなっていて、責任者は誰か。どのような文書記録が残っているのか。

結局この日は、関西ミートセンターの概要を把握するだけで精一杯でした。まだまだこの先、時間がかかりそうです。ミートセンターを出るとき、関西の報道記者にとって一番顔なじみがある私が取り囲まれました。答えに窮して、

「とりあえず持ち帰ります」

と言いましたが、ＪＡＳ法違反の尻尾を捕まえるような成果は何も発見できておらず、持ち帰るようなブツもありません。

神戸に戻る道すがら、本省の担当者がコンビニに車をつけるように言いました。下着などを買い求めるためです。泊まりの下準備をする暇もなく駆けつけたのでしょう。行政マンとしては経験を積んでいても、立入検査については全員がズブの素人でした。

最初の成果は牛ではなく豚だった

次の朝、再び農林水産消費技術センターの神戸センターに集まり、簡単に打ち合わせを行いました。全員が同じことをしていてもラチがあかないので、大まかなグループ分けをし、互いに情報を照らし合わせながら問題の核心をつきとめていくことにしました。たまたまでしょうが、私は加工処理の分野を担当することになりました。マスコミが関西ミートセンターを囲んでおり、検査が終わる夜まで外に出ることはできませんから、途中で人数分の弁当や飲み物を買い込み、準備万端整えて向かいます。

二日目の関西ミートセンターは、前日とは少し様子が違っていました。一階にある冷蔵・冷凍倉庫の前にはスーパーなど小売店からの返品が山積みで、倉庫にはとても入りきらない状態です。前日の産地偽装の報道を受けて店頭から肉が撤去され、ここに戻ってきたのでしょう。

最初の買取制度を悪用した詐欺事件のとき、騙されたのはあくまでも国です。しかし産地表示が偽装されていたとなると、被害者は消費者であり、消費者に最も近い小売店ということになります。同じ偽装でも消費者にとっては、こちらのほうが遙かに身近な問題で関心も高く、反応が速かったといえます。食品表示全般に対する疑念に火をつける、最初の大きな契機となったのは間違いありません。

関西ミートセンターでは、ブロックの状態で入荷した肉をスライスして小売用のパックに加工する作業をしていました。スーパーなどでおなじみの、食品用トレーに小分けされたパックを作る作業です。入荷してきた肉はいったん一階の倉庫に入れて保存し、その後、二階の加工処理場に移して小売用のパックを作るわけです。

スーパーなどに出荷するときは、出荷伝票が発行されます。この伝票には、スーパーや量販店の業界団体である日本チェーンストア協会の統一伝票が使われていて、とりあえずこれの控えを見ていけば何を出荷していたかが分かりそうです。もう一つ、一階から二階へ肉を移すときに移動記録が作られていることも分かりました。

まずは国産牛の産地表示に関心を向けながら出荷伝票の控えを一枚一枚見ていたのですが、黒豚の出荷量が多いことに気づきました。黒豚の小売用のパックが出荷されているなら、その重量分に相当する黒豚が一階から二階に移動していなければなりません。

ところが、移動記録に記されている重量とは大きな開きがあります。加工処理担当の責任者に問いただしました。

「黒豚の重量が出荷伝票と移動記録とでは合いませんが、どういうことですか？」

「すみません、白豚を黒豚に変えていました」

実にあっさりと非を認めるではないですか。もう隠し通せない、そんな諦めの境地だったのでしょうか。それにしても、特に抗うことなく、淡々と非を認めるとは意外でした。

こうしてＪＡＳ法違反が最初に確認できたのは、牛ではなく豚だったのです。表示偽装の広がりが感じられました。

二日目も夜になり、この日は退散することにしました。立入検査とはいえども、一定のマナーというものがあります。私は皆に呼びかけて、食べ終えた弁当ガラなどを持ち帰ることにしました。関西ミートセンターの女性が機転をきかせて雪印のマークの入ったダンボール箱を提供してくれたので、この中に入れて農林水産消費技術センターの職員が車まで持ち運びます。

外では、報道陣がじれったそうに待ち受けていました。二日目以降は入室を控えてもらっていたので、中で何が行われているのか、何が判明したのか分からず、少しでも動きがあればカメラやマイクが殺到します。弁当ガラの入った雪印の箱を証拠品の押収と勘違いするのも無理からぬことでした。

「押収品は何ですか⁉」

いきなり大勢の報道陣に迫られたセンターの職員は、こう言ったそうです。

「何も言えません……」

それはそうでしょう。弁当ガラが入っているなんて間の抜けたことを、正直に言えるはずはないのですから。

〝パンドラの箱〟を開けてしまった

黒豚の偽装が明らかになったあと、三日目にかけてようやく全貌が掴めてきました。最初に新聞で報じられた国産牛の産地偽装も確認できました。

さらに、自店でスライスを行う生協や街の精肉店向けのブロック肉では、品質保持期限のラベル張り替えが行われていました。二階にラベルプリンターが置いてあって、ブロック肉に新しいラベルを貼り替えて期限を先延ばししていたわけです。途中からは並行して警察も動いていますから、さすがに観念した様子で、けっこう明け透けに事情を教えてくれたように思います。良くも悪くも、あまりにも単純な手口でした。

社内では「赤ラベル」「青ラベル」という隠語が使われていて、片方は改ざんしたラベルを指していたようです。社内の人間だけが分かる隠語を使う手法は、その後に判明する食品偽装でもたびたび見られた共通の手口です。社内で相当以前から慣習的に繰り返されてきたのだろうと想像できます。

立入検査の現場では、雪印食品の本社の人間も立ち会って、私たちの様子を見ていました。立ち話をしていると、

「肉の世界は、周囲からなかなか口が出せない世界なんです」

とこぼします。入社後に肉の担当部署に配属されると、ずっとそのままの社員が多く、肉独特の閉鎖的な世界の中で〝腕前〟を磨いていくようです。

その背景は察しがつきますが、だから表示偽装も許されるという話にはなりません。

「もう少し人事交流がないと、まずいんじゃないですか？」

そんな私の一言が、初心に聞こえたのでしょうか。加工担当の責任者がやや吐き捨てるように言いました。

「中村さん、こんなことはどこでもやっていますよ。ウチだけじゃありません」

ウチだけじゃない、って、どういうことだ。世間では非常識な表示偽装も、肉の世界では常識ということなのか――。

表示偽装の広がりとともに、その根深さを感じる衝撃的な言葉で、その後も繰り返し記憶に蘇ってくる言葉でした。

どうやら私たちは、見てはいけないものを見てしまい、知ってはいけないことを知ってしまったのかもしれない。

パンドラの箱を開けてしまった。

もう、後には戻れない。

そう思いました。

JAS法にもとづく立入検査の限界

関西ミートセンターへの立入検査は、結局四日間に及びました。

初めての立入検査で手慣れない部分も多く日数を要してしまいましたが、当初与えられた使命そのものは何とかまっとうできました。

しかし、仕事を終えた達成感など皆無です。

一般の方にはなかなか理解してもらえないかもしれませんが、私たち農水省の職員に〝捜査のような強制的な調査権〟はありません。ここが警察や公正取引委員会、税務署などとの大きな違いです。

強制的に調査を行う権限がないため、あくまでも先方の了解を取り付けた上で立ち入り、資料の提出をお願いし、資料のコピーも同意を得て行います。関西ミートセンターの場合は、事務所のコピー機を使わせてもらったので、律儀にコピー代金も支払っていました。

捜査権を持たせよ、という議論はあるでしょう。しかし捜査となると後々に控える公判を維持できるだけの証拠を固めるのに、多くの時間がかかります。表示偽装は今まさに実行されている消費者が不利益を被っていることなので、一日も早く判断を下して改善を促さないといけません。捜査権がないからこそ雪印食品関西ミートセンターに対して速やかな行政処分を下すことができたわけで、痛し痒しという面があります。

同じ時期には、買取制度を悪用した事件としてハンナンや日本ハムの名前も挙がっていて、詐欺事件としての立件はなされたものの、ＪＡＳ法違反では追及の手が及びませんでした。

食品表示偽装の調査には相応の組織力や個々の事案に関わる面々のチームプレーが必要だということも痛いほど感じました。何しろ、食品表示の監視に関わる人や立入検査の経験を持つ人が、あまりに少なすぎます。

例えば、今なら現場でコピーを取るなんて非効率なことはしません。同意を得た上で持ち出して後方部隊に渡して人海戦術でコピーを取っていくなど、機敏な連携ができる体制が確立しています。

また、行政処分が甘いということも多くのマスメディアや消費者の皆さんから指摘をいただきました。

一番重い罰金を適用した事例はそれまで皆無で、しかも罰金の額は、この年二〇〇二年に改正されるまで上限が五十万円でした。ＪＡＳ法の改正に伴って、個人に対しては一年以下の服役または百万円以下の罰金となり、法人に対しては罰金の上限を一億円まで引き上げました。雪印食品の一件を受けた、過去には見られない大幅な罰則強化でした。

今から思えば、立入検査に臨む準備もまるでできていませんでした。

事前の情報収集は不十分でしたし、現場に持っていくモバイル仕様のノートパソコンなどは用意しておらず、携帯電話も個人の持ち物です。立入検査で一緒だった本省担当者の携帯の電源が切れたので私の携帯を貸したところ、あとで多額の請求書が自宅に届いて妻をずいぶん驚かせたこともありました。

私自身のプライベートな話題に移らせてもらえば、雪印食品の表示偽装問題が日々大きな話題となっていた時期に、父親の肺の具合が悪くなって自力では移動ができなくなり、年老いた母親と妻が介護を行うようになっていました。立入検査のニュース映像に私の顔や名前が出ていますから大変な状況であることは分かってくれていましたが、それでも知らん顔はできません。家族に一番負担をかけた時期でした。

たまたま週末に時間が取れそうだったので、新幹線切符を購入し、東京に帰ろうとしたことがあります。

ところが、ちょうど京都から名古屋まで来たころだったでしょうか。部下から「すぐに戻ってください」と電話があって、名古屋からとんぼ返りしたこともありました。

休暇を取って自宅に戻ったときに、とある新聞記者から消費生活課に電話があって、「こんなときに課長が勤務先を離れるのは非常識だ」と叱責されたこともあります。

マスコミとの〝闘い〟は、この後も続きました。

第二章

食品表示の不正は許さない

～渦巻く葛藤～

ホットライン『食品表示110番』開設

二〇〇二年二月、雪印食品は経営再建を断念し、四月をもって会社を解散することを発表。親会社の雪印乳業では、事業の分割など生き残りに向けた試行錯誤が続くこととなりました。

一連の事件が発覚してからわずか一ヶ月での経営判断です。

食の安全・安心に対する消費者の厳しい目が大手企業の屋台骨をも足下から揺るがせるという事実を、否応なく知らしめられる出来事でした。

ちょうど同時期の二月十五日、農水省では、広く国民から食品の表示についての相談や情報などを受けつけるホットラインとして『食品表示110番』を開設し、本省や地方農政局など農水省関係機関六十五カ所に電話受付窓口を設置しました。消費者の厳しい監視の目を食品表示の適正化に生かそうという取り組みです。

開設直後、三月五日付のプレスリリースには、『肉の表示について、行政が厳しく取り締まるべき』『食肉の信頼できるトレースシステムを確立すべき』『虚偽表示は通常の詐欺より悪質である。厳しく対応すべき』『農林水産省は生産者を保護しすぎである』などの意見が寄せられたと記されています。偽装牛肉の問題が露見した直後とあって、生鮮食品、中でも食肉に関する意見や情報が多くを占めていました。

さらに同年四月からは、消費者が日々の買い物を通じて、「表示すべき項目が抜けているのではないか」といった表示の欠落や、「表示の内容と値段の釣り合いがとれない」などの齟齬を発見した場合に行政機関に進んで通報してもらえる仕組みとして、『食品表示ウォッチャー制度』を導入しました。

事前に応募を募り、初年度は合計千六百名（国から約五百名、都道府県から約千百名）の消費者に食品表示ウォッチャーを委嘱して情報提供の協力を求めました。

この食品表示ウォッチャーは後に五千人規模になり、食品産業での勤務経験がある男性も少なからず応募してくるようになります。当初は、消費者問題に関心の高い主婦層が多かったように思います。

あれから十年の歳月を経た今、改めて歴史を振り返ってみると、この時代は、消費者の力を最大限に借りながら正しい食品表示の徹底を促していこうとしていたことが分かります。食品表示の疑義情報が埋もれてしまうことのないよう幅広く情報を集める仕組みそのものは整いつつありました。

しかし実際に事実確認を進めるのは引き続き、本省や地方農政局の消費生活課が主たる担い手です。要員が大幅に増えたわけでもなく、まだ行政自身が監視機能を強化したとは言い切れない状況でした。

性善説からの大転換　肉にオーストラリアの匂いが？

この『食品表示110番』が開設された当初、近畿農政局消費生活課に寄せられた反響はすさまじいものでした。

特に開設日の昼にテレビのニュースで電話番号が流されたのを機に、次々と電話が入り始めます。課には私を含めて七名の職員が在籍していて電話は五台あったと思いますが、たちまちふさがってしまい、隣の課でも電話が鳴り始めました。七名が次々に対応しても、とても追いつきません。

外はすっかり日が落ち、本省から「初日の相談件数を集計したい」と連絡が入りました。でも、こっちは集計どころではありません。まだ相談の電話が続いていたからです。

結局初日は、二十時ごろまで鳴りっぱなしだったでしょうか。何しろ近畿農政局は、食品表示偽装の問題が最初に発覚した震源地です。集計結果の数字の詳細は覚えていませんが、相談件数は全国で一番多かったと思います。

私が受けた相談で、一つ、印象深いものがありました。女性からの電話で「国産牛を買って食べたが、国産ではなくオーストラリア産だと思う」という内容です。「なぜ、そう思われるのですか」と聞いてみると、女性の答えは「オーストラリアの匂いがする。オーストラリアで生活していたことがあるので分かる」というものでした。正直言って、最初は冗談かと思いました。肉に原産地の匂いがするなんて何かの勘違いではないか、と。

ところが後日、専門家の方に問い合わせてみると「それはグラス臭です」と即答が返ってきました。オーストラリアでは穀物などを使わず最後まで牧草で飼育するため、肉にも草の匂いが移るのだそうです。現地での生活の匂いの記憶だったのでしょう。私の初歩的な判断ミスでした。

「そんなことはありえない」という思い込みは、すべて捨てきらなければならないと痛切に感じた出来事でした。

こうした経験から、消費生活課の職員には「素人判断はせずに、まずはキチンと話を聞こう。一切の思い込みは捨てよう」と繰り返し語りかけることにしました。

私の中で、覚悟が定まりつつありました。

何かの手違いで表示が間違うことはあっても、故意に表示の偽装などするはずがない。食品を提供する人たちが消費者を騙そうとするはずがない。私たちは長い間、こうした性善説にもとづいた判断をしてきました。

生産者や加工業者、流通業者を信じてあげたい気持ちは根強くありましたが、これからは心を鬼にして〝性悪説〟に切り替えなければなりません。悲しいことだけれどもこれが私たちの責務だと、発想を百八十度変えることにしました。

雪印食品で聞いた「こんなことはどこでもやっている」というセリフがたびたび脳裏に蘇ってきます。

すっかり様変わりした仕事内容

『食品表示110番』に寄せられた電話などから疑わしい事案が浮かび上がってきたら、当然、調査に取りかかります。

雪印食品の表示偽装があまりにセンセーショナル過ぎて、ニュースバリューとしての新鮮味が薄れたからでしょうか、その後も散発的に起きていた事件はあまり皆さんの記憶に刻まれていないかもしれません。

直後に起きたのが、学校給食に納められる牛肉の偽装です。学校給食はＪＡＳ法の規制対象外でしたが、調べられるだけの情報を集めて、当該自治体の教育委員会に報告して判断を委ねることにしました。

国産牛を納入する契約だったにもかかわらず、納入業者が輸入牛を国産牛と改ざんして納めていたことが判明し、間もなくこの納入業者は仕事を失って倒産したと聞きました。

三輪そうめんの表示偽装も、この年、二〇〇二年七月に一例目が判明した事件です。三輪そうめんは奈良県の特産品として有名ですが、同県に本社を置くメーカーが不適正な表示をしていました。長崎県の島原地方で製造していたにもかかわらず『製麺地』の表示にこれを記載せず、三輪の名をパッケージに使っていたものです。

小麦粉を原料としているそうめんは農水省の外局にあたる食糧庁の所管ですから、ＪＡＳ法の適用ができるかどうか、本省とずいぶんやりとりしたうえで表示違反としたことを覚えています。

この他にも事件の大小はともかく、調査すべき事案は次から次へと発生していて、消費生活課は大忙しです。七名だけで近畿二府四県をカバーすることはとてもできず、たまたま隣接していた課の、課長を除く二十人近くに〝併任〟という形で応援をしてもらいました。

これはさすがに異例の人事になることから、労働組合にも事情説明に出向きましたが、書記長から返ってきたのは「組合は全面的に協力します」という言葉でした。

雪印食品の一件以来、近畿農政局消費生活課の仕事内容はガラリと一変しました。もともとこの部署は、消費者行政全般を担当するのが役割です。さまざまな仕事がありましたが、特に注力していたのが『食生活指針』の普及でした。これは農林水産省が厚生労働省や文部科学省とともに二〇〇〇年に策定したもので、健康増進のためにどのような食生活を心がければいいか、指針を示して啓発活動を進めていくのが主たる内容です。欧米流の食生活が浸透する中で、日本的な食生活を再認識してもらう目的がありました。「米を主食としたバランスの取れた食生活」という呼びかけを覚えている方もいるかもしれませんが、これも最初に打ち出した食生活指針の一つでした。

私が消費生活課長に着任した二〇〇一年四月以降しばらくは、食品に関わる関係機関や消費者向けに講演や勉強会を開いたり、機会を見つけて展示コーナーを設けて啓発を進めるなどの活動をしていました。イベントなどで土日に出勤する機会はあったものの、その分の代休を取るのはさほど難しいことではありませんでした。表現が適切かどうかはともかく、分かりやすく言えば、とても〝穏やかな仕事〟でした。

ところが半年後の九月にＢＳＥ問題がにわかに浮上し、翌二〇〇二年一月に雪印食品の産地表示偽装が露見します。

これ以降、本来やるべき食生活指針の普及活動は脇に追いやらざるを得ず、食品表示の監視や摘発がまったくの本業になってしまいました。

職員たちから聞こえてきた悲鳴

消費生活課の七人は全員が一生懸命に取り組んでくれましたが、いずれも、ついこの前までは事務系の仕事をコツコツとこなしていた職員ばかりです。探偵のような素養を持った人間がいるはずもなく、〝不正を暴く〟仕事を経験した人など皆無です。警察に入署した人なら事務から現場に回されても腹を決めるでしょうが、そもそも農水省がそういう役所だと思って入ってきた人は、一人もいません。

まったく異なる職能の人間が慣れない仕事にいきなり放り込まれたわけですから、次第に悲鳴も聞こえてきます。とある立入検査先では、経営者から「何代も続いてきた会社を、どうか、潰さないでくれ」と泣きつかれ、職員が絶句して立ち尽くしてしまったこともありました。

「私には荷が重すぎます」

「お巡りさんみたいな仕事はできません」

そんな訴えはたびたび聞こえてきましたが、心を鬼にしようと覚悟を決めていた私は、「でも、不正は許せないだろ」で通しました。もちろん、仕事帰りに一杯引っかけながらフォローはしていたつもりですが、「課長にはついていけません」とハッキリ直訴されて、「じゃあ、来なくていい！」と返したこともありました。仕事に向き・不向きがあるのは致し方のないことです。次の人事異動で適した仕事に就いてもらうしかありません。

特に肉の偽装に関しては、裏社会から名指しで電話がかかってきたことがありました。

私の個人プロフィールを調べ上げていたようで、『単身赴任をしているんだろう。東京には可愛い娘さんもいるよな』『ずいぶん都心から離れたところに住んでいるじゃないか』などと恐喝まがいの内容です。

このことは在任中一度も、家族には言いませんでした。心配させるだけなので、自分の胸にしまいこむことにしました。

明らかに裏社会と通じていると思われる会社に立入検査に行かなければならないとき、検査に行くよう指示した職員からは猛烈な反発を受けました。

「課長はいいですよ、いつかは東京に戻るんでしょう。でも僕や家族は、ずっと地元で生活していかなければならないんですから」

この言葉は重かった。とても重かったです。さすがに堪《こた》えました。堪えたそぶりは見せないようにしたつもりですが、彼らの目には果たしてどう映っていたのでしょうか。

食糧庁の廃止で突然生まれた二千名の『監視専門官』

明けて二〇〇三年四月、私は二年間の近畿農政局勤めを解かれ、本省に戻ることになりました。新しい任務は総合食料局の食料政策課企画官でしたが、消費生活課も併任です。

このときの企画官というのは課長のすぐ下、課長補佐のすぐ上の職責と考えてもらえればけっこうです。近畿農政局で課長だった私が本省で課長の下ということになると、一般企業では格下げなのでしょうが、国家公務員の場合、本省の同じ部署で職責が上がっていくケースは稀です。以前に本省勤務だった時代は課長補佐でしたから、そういう意味では、ごく一般的な人事でした。

このあたりから政治的な話題にもなっていくのですが、一連のＢＳＥ問題を受けて当時の与党・自民党は、食品安全行政を強化する観点から、省内の各部署に分散している消費者対応の機能を一元化した新しい局を作るべきと判断。さらに行政改革の流れも含みながら、食糧庁を廃止し農水省として再編する考えを打ち出しました。二〇〇二年春ごろの話です。

これ以降、労使交渉などを通じて、食糧庁に勤務する職員の雇用確保に向けた話し合いが重ねられました。その経緯は断片的にしか知らないので私が詳細を解説するわけにはいきませんが、ともあれ、同年十二月には組織改正の概要が公式に発表されました。

まず本省については、食品分野における消費者行政とリスク管理業務を担う消費・安全局を新設すること。そして地方については、食糧庁の地方組織である食糧事務所を廃止し、地方農政局の下で、食品のリスク管理業務を中心に主要食糧業務を併せ行う農政事務所として再編すること。以上の二点が組織改正の概要でした。

注目すべきは、全国に新設される農政事務所に、食品表示の監視を行う専従者として『監視専門官』が置かれるようになったことです。これまで人手が足りないと思っていた食品表示の監視業務に、専従者ができる。これはとてつもなく大きな変化でした。しかも、その数は一挙に二千人。相当な規模の人員が、この仕事に振り向けられることになったわけです。

ただし、二千人の監視専門官は、ほぼ全員が初心者で、しかも大半はこれまで食糧庁の職員として各地の食糧事務所で勤めてきた人間です。ＪＡＳ法の運用に精通した人はほとんどいません。そんな新米の監視専門官が全国に配置されることになりました。

「これまでの公務員は捨ててください」

食糧庁出身の職員もまだ多く勤めているので、あんまりキツイことは言いたくないのですが、正直言って、監視業務でどれだけ活躍できるだろうかと心配していたのは確かです。

食糧事務所の職員は、農家でも農協でも米穀店でも、お役人さま扱いをされる存在です。米の格付けが彼らの判断にかかっていて、それによって農家の収入も変わってくるわけですから無理はありません。そんな環境に慣れっこだった彼らが、監視専門官の過酷な仕事を遂行するには、相当な意識改革が必要です。

実は本省に戻る直前の二〇〇三年二月から三月、近畿管内二府四県の食糧事務所職員向けに『業務研修』を開いて、食品表示の監視とはどういう仕事なのか、事前に説いて回る機会がありました。

まだ組織は正式に立ち上がっていませんから人事発令もまだ先のことでしたが、食糧事務所にいる人間の大半が新設の農政事務所に来て食品表示の監視業務をすることは、おおむね既定の路線でした。そこで、雪印食品での経験を皆に伝える機会をいただいたわけです。

私自身は食糧庁食糧事務所にマイナスのイメージばかり抱いていたわけではありません。あれは奈良で三輪そうめんの表示問題が発覚したときでした。前述のように、そうめんは食糧庁の所管でしたから、地元の食糧事務所の協力を仰ぎ、一緒に立入検査をしたことがあります。すると、最寄り駅に着いたら車の手配ができているし、事務所に立ち寄ったら会議室は自由に使える。立入検査を終えて事務所に戻ればパソコンが用意されていて、すぐに報告書が作成でき、メールに添付して本省に送れば大方の仕事は終わりです。

それに引きかえ、全国七カ所しかない農水省地方農政局には出先の事務所がありませんでしたから、それまで我々は窮屈な思いをしていました。最寄り駅で待ち合わせをしてタクシーなどで立入検査に出向き、終わったあとの報告書は喫茶店で書いて、コンビニでファックスです。それはもう、雲泥の差です。

この組織力は羨ましい。この組織力を活用して、皆がその気になってくれたら、鬼に金棒です。ですから食糧庁の職員向けの業務研修ではまず、「皆さんを歓迎します」というメッセージを発しました。それと同時に監視業務の厳しさも、もちろん伝えます。そして「これまでの公務員は捨ててください」とも言いました。どちらかといえば、厳しい話のほうが心に残ったかもしれません。

最初の業務研修を終えたときだったでしょうか、

「組合問題になるから、こういう話はやめてくれ」

と言われたことがあります。これまでの仕事からガラリと変わることを嫌っているのでしょう。

「いえ、私は言いますよ。きちんと言わないとミスリードしてしまう」

私はそう返しました。

実際、組合問題になったことは一度もないと思います。平時ならともかく、食糧庁そのものが廃止になろうとしているのですから、意識を変えてもらわないと職員のためにもなりません。中には、研修終了後、私の所まで近づいて来て「僕は監視の仕事がしたいです。新しい仕事に希望を持っています」と申し出てくれた若手職員もいました。とても心強く思いました。

二年弱のブランク

二〇〇三年七月、正式に食糧庁が廃止となって、農水省の組織改正が行われました。前述のように本省には消費・安全局を新設し、地方農政局と農政事務所の全国四十六カ所に食品表示監視職員を配置するという大きな組織改正でした。全国二千人の監視専門官を束ねる本省の消費・安全局 食品表示・規格監視室の初代室長には、農林水産消費技術センターの元門司センター長が就き、私はしばし、表示監視の仕事から外れることとなりました。

この間、私が籍を置いていたのは消費・安全局の消費・安全政策課で、物価対策やトレーサビリティを担当しました。特にトレーサビリティでは、小売店で売られている最終製品をもとに、生産地や生産者を遡ることができる仕組み作りに奔走しました。これもまた、食の安全・安心を担保する重要な仕事です。

新しい仕事にはもちろんやりがいを感じていましたが、表示監視の仕事がどうなっているか、気にならないと言えばウソになります。食品表示・規格監視室は同じ消費・安全局内の部署ですから、何かと情報が耳に入ってきますし、間接的に相談を持ちかけられたこともありました。

しかし他部署の私が直接口を出すようなことは、厳に慎まなければなりません。行政のタテ割りだとご批判があるかもしれませんが、一般企業でも基本的には同様のルールではないでしょうか。

初代の室長は、ずいぶん奮闘されたし、いろいろ工夫もされたと思っています。難しいのは、上から下まで、ヨーイドンで始まった新しい組織だったということです。普通の組織ならベテランや先輩がいて、心構えや仕事の進め方、時には奥の手の秘策のようなノウハウも自ずと受け継がれていきますが、すべてを一から構築しなければなりませんでした。成熟度の足りない新参組織であるぶん、気苦労も多かっただろうと思います。

二年弱のブランクを経て、二〇〇五年四月から二代目の食品表示・規格監視室長に就くよう、内示がありました。

そして、私が着任した年から、世間を騒がせる事件が立て続けに起こります。偶然の巡り合わせだったとは思うのですが、それゆえ「中村が来ると事件が起きる」、「お前が事件を作っているんじゃないか」などと、たびたびからかわれたものです。私には、すでに『事件屋』の称号が定着していました。

もう一つ、怒らせると怖いという印象も強かったようです。

怒るというと人聞きが悪いですが、時にあちこちで波風を立てたことは事実です。でもそれは、「食品表示の偽装は何としても許し難い」という気持ちが根っこにあったからです。それについてはまた、折々、触れていくことにしましょう。

監視専門官は〝暢気でお手軽な仕事〟なのか

二〇〇五年四月、食品表示・規格監視室長に着任するとき、当時の総合食料局食糧部に挨拶に行ったことがあります。

食糧部は、旧食糧庁の業務を受け継いでいた部署で、当然、旧食糧庁の職員が多く働いています。そのとき何人かの方から「二千人をよろしく頼むよ」と声をかけられたのですが、この言葉には強い違和感を覚えました。

二千人の雇用を守るために表示監視の仕事ができたわけではない、表示監視の仕事を全うするために二千人の組織力が必要なのだ、というのが私の考え方です。目的と手段をはき違えた言葉に思えて、だんだんと怒りすら湧いてきました。

二千人の監視専門官の中には、職務を全うしていた人間ももちろんいたと思いますが、中には閑職のようなイメージを持った職員がいたことも確かです。全国各地で立入検査を必要とする事案が次々と生まれていたわけではなく、日常的には、小売店の巡回調査を行い、疑念が持たれるような表示の食品が出回っていないか調べる地道な仕事が主でした。農政事務所には『食品表示110番』の受付窓口が置かれていましたから、寄せられた相談や意見に対応する仕事もありました。

しかし人の噂も七十五日とはよく言ったもので、世間を騒がすような大きな事件が起きなかったこともあって、相談件数はさほど多くなかった時期です。

人から指摘を受けて、ある日『2ちゃんねる』の掲示板を見て、愕然としました。監視専門官の仕事を揶揄するような書き込みがズラズラと並んでいるではないですか。『遊んで暮らせる良い仕事』『今日も早めに切り上げてパチンコだ』などなど、目を覆いたくなるような内容ばかりです。

書き込みの主が監視専門官本人かどうかは、もちろん分かりません。ただ、少なくとも周囲から〝暢気でお気軽な仕事〟と見られていたことは間違いないようです。

巡回調査先の小売店で疑わしい表示の食品を見かけたときは購入してきますが、その際に、農政事務所宛の領収書をもらっていることも分かりました。

農政事務所が調査に来た足跡を残すなんて、わざわざ手の内を見せるようなものです。そんなバカなことがあっていいはずがないと思い、さっそく農政局の担当部署にレシートでも経費処理ができるよう掛け合いました。

改革というと大げさかもしれませんが、組織の緊張感を高め、不正を許さないという毅然とした姿勢の監視専門官を改めて育成する必要がありそうでした。

着任後しばらくは、もっぱら、そういう仕事に明け暮れていた気がします。

じゃあ、メール何本打てばいいんだ！

旧食糧事務所の職員には、かつて強い権限がありました。米などの食糧を生産から流通、販売まで国が一元管理する『食糧管理法』という拘束力の強い法律が後ろ盾です。

一方、ＪＡＳ法の食品品質表示制度は罰則規定などが強化されたとはいえ、たびたび触れてきたように、これに携わる監視専門官に警察などと同様の捜査権がないなど、決して強い権限が保証されているものではありません。錦の御旗のような後ろ盾がないわけですから、監視専門官一人ひとりの正義感や強い意志、そして仕事への情熱が頼りです。

着任早々気になっていたことの一つに、店頭巡回調査で得られた疑義情報のレポートがありました。報告書としての文章が欠陥だらけで、いったい何がどうしたのやら、肝心の内容がさっぱり分からないのです。

「報告書を全部見せてくれ。俺が全部読むから」

そう言って片っ端から読み、文章の体をなしていないものが見つかるごとに、農政事務所の課長などに電話をします。

「これ、あなたが読んで意味が分かりますか？」

「いえ、よく分かりません」

「だったら、分からないような報告書をよこさないでくれ！」

こんなやりとりを、何度繰り返したでしょうか。中村は報告書にうるさいという噂が広まると、今度は報告書そのものがなかなか上がってきません。

全国の監視専門官への意識づけに、たびたび研修会も開きました。ここでも疑義情報や立入検査の報告書がなっていないと檄を飛ばしました。

お手本の例として出したのが、新聞のベタ記事です。わずか一段二十行くらいの記事に、いつ、誰が、何をして、結果がどうだったのか、勘所を押さえて簡潔に内容が凝縮されています。基本の〝５Ｗ１Ｈ〟くらい最低限押さえた文章が書けないとすれば、それは自分の仕事が不十分な証拠だとも言いました。

すると、ある中堅の職員が「僕たちは二十年間米の世界で生きてきた。文書を書くような仕事はしてきていない」と言います。確かに食糧事務所ではそうだったかもしれませんが、もう過去は捨ててもらわないといけません。

「文章の勉強はしないでけっこうです。常識で書いてください」

かなり皮肉混じりの返し方だったかもしれませんが、これくらい突き放して言わないと意識が変わりません。

もう一つ、Eメールで業務指示を出したことに難色を示されたこともありました。

旧食糧事務所では仕事の指示は紙にして出すのが通例だったようで、「メール一本で指示をするな」というクレームでした。このときは、現場の管理職に直接電話をして言い返しました。

「メール一本でダメなら、何本送ればいいのか教えろ。何本でも送るぞ！」

このあたりが、「怒らせると怖い」と言われる理由なのでしょう。いずれにしても、このままの組織ではダメだと、かなり切迫感があったのは間違いありません。

監視専門官向けの研修会では、近畿農政局で部下から聞いていた内容と同じような意見も出ていました。「お巡りさんのような仕事はできない」「こんな仕事をするために公務員になったわけではない」などです。

戸惑いは十分に理解できました。私自身だって同じです。

理解はできるけれども時代は変わったのだ。与えられた役割を果たしていこうじゃないか——。

確か、そんな話をしたでしょうか。ただ、いくらハッパをかけても、願うわけではありませんが、実際に事件が起きて経験しなければ各地の監視専門官に自覚が芽生えない部分もあるわけで、このあたりは難しいところです。いつ大きな事件が起きても対応できるように研修を行い、意識を変えていく。そのときできたことは、それだけでした。

「そのときは突然やってくる——」

それが研修の終わりの言葉でした。

第三章　Gメンにつながる赤い糸

弓道部で我慢できなかった先輩の振る舞い

「お巡りさんのような仕事をするために公務員になったわけではない」

それは私自身も同じ気持ちです。しかし今回この本を出版するにあたり、編集者の方とお話をしていたときのこと、

「中村さんは、食品表示Gメンになるべくしてなった、とも言えるのではないですか？」

と問われ、はたと考え込んでしまいました。確かに、そういう部分はあったのかもしれない、と。

個人的な話が続きますが、しばし、私自身が歩んできた道のりを振り返らせてください。

私は昭和二十四年（一九四九年）十二月に東京で生まれました。戦後生まれの、典型的な団塊の世代というやつです。東京生まれとはいっても、たまたま両親が東京にいたときに生まれただけのことで、物心がついたときには長野にいました。長野は両親にとって故郷の地で、親戚一同も大半は長野です。

長野から東京へ出ていたのは、父の仕事の関係ででした。ちょうど日本が朝鮮動乱景気に沸

いていた時代で、貿易関係の仕事をしていたと聞いています。しかし好景気は長くは続かず、事業に失敗して長野に戻りました。

私の最初の記憶は、母方の親戚に預けられていたころのことです。自宅はたった一間の貧乏暮らしで、二歳違いの弟も別の親戚に預けられていました。

父は長野で、新たに保険の外交員の仕事に就いていました。保険の仕事は性に合っていたようで、次々と転勤を重ねながら昇進したのでしょう。自宅は転々と変わり、引っ越すたびに暮らし向きも好転したことを覚えています。キャベツにソースをかけただけのおかずがだんだんと良くなり、自宅も一間から二間へ、団地へと広くなりました。

ただ私自身は小学校時代に三度の転校を経験し、せっかくできた友達とも別れ別れになってしまうので、淋しい思いもしていました。近畿農政局に赴任した際、単身赴任を選んだのは、子供たちに同じような思いをさせたくなかったからです。

小中学生のころは、どこにでもいる普通の子供でした。どちらかというと勉強は苦手なほうで、「誰でも入学できる」と言われていた高校に進学し、体育会系のクラブ活動に明け暮れる毎日が始まりました。

最初に入部した弓道部では、ちょっと一悶着がありました。

弓を触ったことがない人にはピンと来ないかもしれませんが、先端はけっこう鋭くて、取り扱いを間違うと事故に繋がりかねません。弓道場以外で弓を引くことは固く禁じられていたのですが、一人の先輩が弓道部員ではない友達に弓を引かせて遊んでいました。

皆「止めてほしい」と思っているけれど、誰も止めようとはしません。堪《たま》らずに先輩に直訴しました。「危ないから止めてください」と。

当時の体育会系は、先輩・後輩の上下関係が絶対的で、後輩が先輩にたてつくなどありえないことでした。私が直訴したときは、さすがに先輩もバツが悪そうな顔をしていましたが、それ以降、何かにつけて意趣返しに遭い、たびたび痛い思いもしました。

「こんな理不尽なことは許せない」と弓道部を辞めて剣道部に移ったわけです。

正義感と言ってしまうと面映ゆいのですが、昔から間違ったことは嫌いだ、という気持ちが強かったのは確かです。

まさかの公務員試験合格と農林省入り

朝から晩まで剣道漬けの日々が続く中、三年になると、そろそろ将来の道を選ばないといけません。

三年になってすぐのころだったでしょうか、公務員試験があると聞き、試しに受けてみることにしました。クラスには大学を目指している人も少なからずいて、「試験度胸をつけるために、まずは公務員試験」というムードがあったのです。

高校時代は勉強もろくにせずにクラブ活動に明け暮れていましたから、第一次の筆記試験に合格する自信などまるでありませんでした。なのに、なぜだか一次試験の合格通知が届きます。当時は最終的に合格できるのが学年で一名か二名という狭き門で、未だにまぐれだったのではないかと思っているほどです。

最終試験となる二次試験は東京の人事院（現・総務省）に出向いて面接試験と論文試験を受け、幸いなことにここでも合格通知をもらいました。

何が決め手になったのか想像するしかありませんが、面接試験で学生時代のことを聞かれ、さんざん剣道の話をしておきながら、「好きな映画は何？」と聞かれて、「西部劇です」と答えたとき審査官が笑い出したことはハッキリ覚えています。剣道が好きなら時代劇と答えそうなのに西部劇と答えた、その落差が面白かったのかな、と気づいたのは合格通知を受け取ってからのことでした。

ともあれ、これで公務員試験は合格です。親に無理を言えば大学進学も夢ではないと思っていましたが、先に合格をもらったので公務員になることにしました。今なら、このあと自分が希望する省庁に足繁く出向いて自己アピールをするようです。当時はひたすら、省庁側からの採用に向けた最終面接の案内を待つのが通例でした。

最初に最終面接の案内をくれたのは税関で、次いで文部省（現・文部科学省）、通産省（現・経済産業省）、民生局（現・社会保険庁）からも連絡が来て、どれにしようかと考えていたとき、最後に来たのが当時の農林省（現・農林水産省）です。公務員試験の合格者リストがどこかで発表されていたらしく、民間企業からも声がかかりました。

思いがけず、よりどりみどりです。自分では決めきれずに周囲に相談すると、判で押したように「そりゃあ、農林省だ」と言います。当時の長野は農業立県ですから、一番身近な省庁といえば農林省に決まっているのです。人によっては複数の省庁の面接を受けて選り好みをするようですが、私自身は二股をかけるのは好まないので農林省一本に絞り、トントン拍子で採用が決まりました。

まぐれで合格した公務員試験、たまたま採用された農林省。いずれも自ら選んだ道とは言い切れません。良くも悪くも思慮深いタイプではなく、事の重大性には無頓着で、訪れた運命に身を任せるところがあります。肝が座った性格だから、監視専門官の仕事もどうにかこなせたとも言えます。もっとも、今になって考えてみれば、ですが。

入省三年目で『廊下とんび』の過酷な任務

最初に配属されたのは経済局保険管理課で、昼間は本省で事務仕事をし、夜は東洋大学法学部の夜学に通っていました。高卒で入省してきた新人が大学の夜学に通うケースは決して珍しくはなく、むしろ多数派だったと思います。

入省も、夜学に通い始めたのも一九六八年。大学で学生運動が盛んだった最後の時代で、私も周囲のムードにつられるように参加しました。

国に仕える役人の身の上でありながら、時には反体制を唱える学生運動に荷担するというのも矛盾しているのですが、団塊の世代であれば多かれ少なかれ通ってきた道のりではないでしょうか。当時の上司にバレていたかどうかは知りませんが、少なくとも大目に見られていたのは確かです。

公務員生活と大学生活、二足のわらじは長くは続きませんでした。

入省して三年目に大臣官房総務課に配属されてからのことです。

当初、この内示を受けたことを周囲に漏らすと、口々に「大変だぞ。断ったらどうだ」と言われました。その意味が良く分からず、何とかなるだろうと暢気に構えていたのですが、実際に任務に就いてみて、その過酷さが分かりました。

要するに国会会期中の使いっ走りです。国会の廊下を慌ただしく飛び回ることから「廊下とんび」とも呼ばれていました。国会からの中継で、ニュースキャスターの後ろで走り回っているスーツ姿の人間を見かけたことがあると思いますが、大半が各省庁の『廊下とんび』たちです。

国会と一口で言っても、いろんな会議で構成されていて、審議の中心は委員会です。委員会が行われる日は朝早くから理事会が行われ、その日の段取りを確認して、あとは委員会に張り付いた状態が続きます。審議では大臣以外に担当部署の幹部が答弁する機会も多く、答弁者に時間前に国会まで来てもらい、出番を告げるなどの役割をすべてこなします。当時としては珍しかったポケットベルも持たされました。今のスマートホンくらいの大きさでした。

次の審議で寄せられる国会議員からの質問を担当部署に割り振り、回答を用意してもらうのも重要な仕事でした。答弁の内容が固まれば、大臣のお宅まで届けに行って、護衛についている警察官に渡すのですが、そのころには空が白々と明け始めています。これが毎日のように続くわけです。

国会が閉幕しているときは少しばかり楽にもなるのですが、あいにく公害問題や第一次オイルショック、沖縄返還など激動の時代とあって、通常国会（常会）以外に特別国会（特別会）

や臨時国会（臨時会）が多かった時期です。特に一九七三年に二度の会期延長があった第七十一回国会は二百八十日間にも及ぶ歴代最長会期の国会だったようで、当時は「年中国会」とも呼ばれ、休む暇もない状態でした。

各部署の順繰りで、誰か次の『廊下とんび』に適した丈夫そうな若造はいないかと探されるようで、「あいつなら、めげそうにないから」ということで私が指名されたようです。普通は若手の職員が一年間か二年間経験してお役ご免となるのですが、結局私は三年半近くこの任務が続き、「もういい加減出してほしい」と申し出て、ようやく人事異動となりました。

二十代の前半ですから遊びたい盛りです。同期たちは山や海へ遊びに行ったりデートを楽しんだりしているのに、年がら年中仕事漬けで、青春を棒に振ってしまったとつくづく思います。

しかしそのぶん、貴重な経験ができたことも間違いありません。

各部署の役割や業務内容がすべて把握でき、幹部の動きもよく分かったからです。段取りよく仕事を進めるコツが身体に染みついたのも、この時期でした。

心身ともにボロボロになる同僚もいた仕事に、私はどうにか耐え抜くことができました。一方で、このころから〝しんどい仕事は中村に〟というイメージが定着していたような気もしてならないのですが、私の思い過ごしでしょうか。

グリコ・森永事件で『事件屋ケイちゃん』のレッテル

人事異動に際しては、面倒を見ていただいていた大先輩の怒りを買ってしまいました。当初打診された秘書課への異動を反故にしたからです。

高卒の事務職にとって秘書課に進むことは、ある意味、将来を嘱望された良いコースですが、自分には向いていない気がして「原課に行かせてほしい」と申し出たのです。

原課とは、特定分野の行政実務を担当する部署のことです。一般企業で言えば、管理部門よりも事業部門や営業部門を志向したようなものと考えてもらえればいいかもしれません。元に戻るべき経済局が、組織改正により経済局と食品流通局に分かれたときでした。

「もう、お前の面倒は二度と見ないからな。その代わり、一度だけ希望を聞いてやる。どっちに戻りたいんだ」

そう聞かれて、私が選んだのは食品流通局でした。動機は至って不純です。ちょうど加工食品や清涼飲料水などが広く普及し始めた時期で、農林系の金融機関相手の仕事が多い経済局よりも華やかな世界に見えたからです。

こうして同局食品油脂課に配属された時代は、けっこう楽しく仕事をし、私生活では結婚して子供にも恵まれるなど、充足感のある穏やかな公務員生活でした。

そうはいっても本省の役人生活です。妻の父親は長野県某市の市職員を勤め上げた人でした。その父親が、私との結婚が決まった娘に「公務員は給料が低く金銭的にはきついかもしれないが、勤務は規則的であり、女としては幸せな家庭が築ける」と話したそうです。

あとになって妻からは、

「父の言葉が当たっていたのは給料が安いことだけだった。子育てに大変な時期の我が家は母子家庭でした」

と言われてしまいました。

食品油脂課の調味料係長として三年目を迎えた一九八四年六月、十一名の死者を出した辛子蓮根によるボツリヌス菌の食中毒事件が起きました。食中毒事件ですから主管は厚生省ですが、調味料の辛子も疑われたため事件の対応に追われました。

結果的には、特定企業の生産工程に起因する事件と分かったので最小限の影響に留まりましたが、対応に追われていた八月、前係長の異動に伴う人事で、菓子係長へ移るよう内示がありました。

「なぜ私が行くのですか」と聞いても、「とにかく来い。事件があるから来るのだ」と、にべもありません。菓子の事件とは、あの『グリコ・森永事件』のことでした。

どういう巡り合わせなのか分かりませんが、このあたりから、私は「事件屋ケイちゃん」と呼ばれるようになりました。入省したころは、目玉がクリクリしていて大きいことから「目玉のケイちゃん」と呼ばれたものですが、すっかり一変しました。同僚と廊下などですれ違うと、「いよいよ事件屋ケイちゃんの出番だね」などと言われて、すっかりレッテルが貼られた感じです。

間もなく発足した『グリコ・森永事件対策本部事務局』では、少々エピソードがあります。初めはグリコだけを狙った犯罪かと思われましたが、かい人21面相を名乗る企業への脅迫は、やがて食品メーカー各社に広がり、『警察庁指定広域第114号事件』となりました。

森永製菓は、青酸ソーダが混入した菓子が売場に置かれたことから、店頭から商品が回収されて同社の工場が次々と操業停止に陥り、このままいけば倒産しかねないとも囁かれていました。

対策本部事務局では、行政として何かできることはないものかと知恵を巡らせ、同社の担当者とも話し合いながら最後に出てきたアイデアが、「一般消費者向けに小売店で単品販売ができないなら、複数の菓子を詰め合わせしたパックにして、全省庁や都道府県、関係機関に販売を要請してはどうか」というものでした。厳重なヒートパック包装にして毒物混入を防ぐアイデアも出されました。

国が特定の企業を応援するなど前代未聞です。当然、すんなりとは決まりません。まずは局長に提案を持ち込みます。

「本当にやるつもりなのか？　前例はないぞ！」

「ええ、是非やりましょう」

「どうやって理屈をつけるんだ？」

国民が参加することで社会悪を追放する姿勢を示し、これ以上の事件の広がりを防げます、などと説明したような気がしますが、かなり無理のある後付けのへリクツです。

ともあれ、次官まで提案を上げることになりました。次官と言えば事務方のトップ、官職では最高位の役職です。

「次の次官会議に出してもいいんだな？　本当にやると言っていいんだな？　本当に俺は言うぞ。いいんだな？」

三度くらい念押しがあって、この案は無事に通り、実行に移されました。こうして誕生したのが、同社のお菓子千二百円分相当をアソートして詰め合わせた『千円パック』の職域販売です。

販売が始まって間もなく、うちの部署にクレームが入りました。今では笑い話でしょうが、『おっとっと』が入っていない、というのです。そういう人気商品があったとは知らず、急遽、パックには必ず『おっとっと』を入れてもらうように内容を変えてもらいました。

この『千円パック』は社員による街頭販売も行なわれ、「エンゼルを助けろ！」の反響は大きく、同年が一回目となる『新語・流行語大賞』で『流行語部門・特別賞』を受賞するほどの評判になりました。

もう一つ印象深かったのは、食品油脂課の課長からだったでしょうか、江崎グリコに事前に電話してもらったことがあります。グリコには応援をしていないのですから、ことわりを得ておかねばなりません。ことの経緯を説明すると、

「菓子業界のために、よろしくお願いします」

という社長の言葉が伝えられました。

大所高所に立った立派な発言だったと、つくづく思います。

『うまみ調味料』『カレールー』誕生の裏側

この食品油脂課時代には、それまで当たり前に使用されていた商品の名称（一般名詞）が、

実は消費者から大きな誤解を招くということも経験しています。

当時は、日米貿易摩擦がたびたび話題にのぼった時代で、我が国の市場開放が大きな政策課題となっていました。

調味料係長だった一九八二年五月には、市場開放策の一環として、二百品目を超える食料品の関税引き下げとともに、パイナップル缶詰やハイテストモラセスの輸入拡大が決定されました。これを発表したとき、「ハイテストモラセスとは何だ?」という問い合わせが記者から相次いだことがあります。あまり馴染みのない言葉ですから、疑問に思うのは当然のことです。

そこで、ハイテストモラセスは、サトウキビから作られる糖度の高い糖蜜で、主に『化学調味料』の発酵原料だと説明したのですが、記者が皆不思議そうな顔をしています。「化学調味料の原料は石油ではないのか?」「発酵させて作っているのに、どうして化学調味料と呼ぶのか?」と、どうにも合点がいかない様子でした。

当時は、化学といえば石油化学の印象がまだ強かった時代です。確かに石油を原料とした繊維は化学繊維と言われます。

とはいえ大手新聞の経済部記者が、化学調味料が石油からできているという勘違いをしているのは問題ではないか、何らかの対策が必要ではないかと、業界団体や主要メーカーにこの状況を伝えました。

化学という言葉が先進的なイメージを持つ時代に、化学調味料という言葉は放送用語としてまず定着した経緯があり、当時は業界団体も日本化学調味料工業協会と称していました。また行政の統計、我が国の商品の名称を定めている日本標準商品分類でも化学調味料という名称を使用していました。

名称そのものが、商品に対する誤解を招いているという状況を改善するため、関係者と協議して出した結論が、化学調味料という呼び方を変更しようというものでした。日本で発見された味『うまみ調味料』の誕生です。日本の標準商品分類も、一九九〇年の改正時に、これに変更しました。

もう一つ、同じころ気になっていた名称に『即席カレー』がありました。当時のアンケートで、子供が一番好きなお母さんの料理はカレーでした。私自身も子供のときは最高のご馳走だったと記憶しています。うちの母親は小麦粉を炒めて手作りのルーからカレーを作るのが常で、我が家ではこれがカレーの味でしたが、ルーから手作りをする家庭はすでに少数派になっていました。

即席カレーの名称は、即席やインスタントという言葉がモダンで好印象だった時代に定着していたもので、行政でもこの言葉を使っていました。しかし市販のルーを買ってきて作る料理も「お母さん手作りのカレー」と思われるようになった時代とあって、お湯をかけたら出来上がるような印象を伴う即席カレーという名称は、実態とかけ離れています。そこで名称を『カレールー』に変更することになりました。

これらの名称について、食品表示という認識で考えたことはありませんでしたが、ともあれ、商品の名称一つが消費者に与える影響について、いろいろと考えさせられたのは確かです。

はい！ 消費者の部屋です！

農林水産省はもともと、農業や畜産業、林業、水産業の産業振興を主な目的として歩んできた歴史があります。

生産者や加工業者のほうに寄り添った成り立ちではありますが、一九八〇年代も半ばを過ぎると、経済の発展・成熟に伴って、流通・サービス業に代表される第三次産業に日本経済の軸足が移ってきます。省としても、消費者側に視点を向けつつ流通業に着目する気運が芽生えてきました。

こうした中で一九八八年に食品流通問題研究会が設置され、私も翌年から事務局の一員に加わることになりました。

女性の社会進出、世帯人口の減少などを背景に、冷凍物流の普及や多品種少量流通の広がりなど、食品流通を巡る環境変化が激しかった時代です。専門家の先生方に協力をいただきながら研究を進めていき、最終的には『食品流通新時代』という本にまとめて一九九〇年に刊行しました。

私自身、のちに米やウナギの食品表示偽装で食品流通の複雑さと向き合うことになるわけで、多様な食品流通に造詣を深める貴重な機会となり、基礎知識の下地となりました。もっとも、それらは基礎知識レベルを遙かに凌駕する事案とはなったのですが、これについては後ほど触れていくことにしましょう。


さて、本省でのこれまでの経験を生かしつつ、一度地方に出て勉強してこいということで、一九九一年四月から近畿農政局に異動となりました。一回目の京都単身赴任です。

初めての単身赴任とあって味気なさや寂しさはありましたが、のびのびと私生活を謳歌できたのも事実です。

京都は人気の観光地ですから、妻も子供も東京から泊まりがけで遊びに来てくれましたし、毎月のように東京の自宅に帰ることもできました。遠くまで足を延ばして山登りをしたり、京都周辺の名所旧跡巡りをして職場の情報誌に紀行文を寄せたこともありました。
仕事は安定していてやりがいがあり、休日も楽しめたので、この時期の京都にはとても良い思い出があります。公務員生活の中で一番平和で楽しい時期だったと言ってもいいくらいです。

二年間の近畿農政局勤務を終えて本省に戻ると、新しい任務が待ち受けていました。消費者行政を担う『消費者の部屋』の担当でした。

今でこそ少なからずの省庁が消費者対応の窓口を設けていますが、農水省では私が着任するずっと以前の一九八四年十一月末に開設されていて、確か省庁では初めての取り組みだったと記憶しています。毎日口にする食品に関する問い合わせや、食生活の改善に向けた相談などを気軽に寄せていただき、できるだけ分かりやすく噛み砕いて説明して食品への理解を深めていただくのが狙いでした。

それまでお役人の対応といえば、つっけんどんで、気が利かなくて、どこか偉そうで、といったイメージが強く何かと批判されてきたわけですが、一般企業のお客様相談室のような役割を行政が始めたことで、かなり注目される存在となりました。報道のほかに、テレビの情報バラエティ番組などでもたびたび取り上げられて、まだ幼かった卓球の愛ちゃんや旅番組のタレントさんが窓口に訪れるなど、本省が入っている霞が関の合同庁舎第一号館の中では、ちょっぴり異質な部署に見られたものです。主なQ＆A集を収録した書籍『はい！　農林水産省「消費者の部屋」です！』も一九九四年に刊行されました。

日常的に電話対応を進める傍らで、消費者の部屋は、食育の普及という役割も負っていました。加工食品が広く普及し、解体処理されパック包装された商品しか小売店の店頭に並ばなくなってきたため、農産物や畜産物、水産物の元の姿に接する機会が少なくなり、どのような加工を経て店頭に並んでいるのか見えにくくなった時代です。大学生に鶏の絵を描かせたら足が四本あった、水族館にカマボコがいないと子供が不満を漏らしたなど、首を傾げたくなる話がたびたび話題になってもいました。

当時、農水省が提唱していた食育は、毎日の食卓の元にある世界、川に例えれば、川下から加工や生産の現場である川中や川上が想像できるような啓発活動を進めていこうというものでした。その意義は今でも十分にあると思いますし、特に将来を担う子供たちにはぜひ知ってもらいたいと思っています。ところが最近では、食育というと栄養のバランスとかテーブルマナーとかで、それも大切なことですが、当時の思いとはちょっと違った方向に流れているようで、とても残念な気がしてなりません。

平成米騒動で矢面に

『消費者の部屋』を担当していた時代に最も鮮烈な印象が残っていることといえば、何といっても一九九三年に起きた平成米騒動です。

この年は異常気象で冷夏が続き、その影響で全国的に米が不作となって、作況指数でいえばわずか七十四、戦後の一九四六年以降では最低記録の収量に終わりました。

この矢面に立ったのが『消費者の部屋』です。

当時は買い溜めの影響もあって小売店の店頭から米が消えるなど、一時的にはパニックに近いような状態に陥りました。このため、「米はどこで買えるのか」「いつになったら買えるのか」「国は対策を取っているのか」といった相談や問い合わせ、クレームが『消費者の部屋』に殺到したわけです。

朝早めに出勤すると、すでに部屋から電話のベルが聞こえています。受話器を取れば、まず「いつまで待たせるんだ、バカヤロー」から始まります。担当の職員は私を含めて二人だけで、他に資格を持った嘱託の女性相談員もいましたが、行政クレームですから正職員が対応するのが基本原則です。

朝から晩まで同様の電話が続き、夕方あたりには声が嗄れてきて、次第に痰に血が混じるようになります。喉が痛くて満足に喋れなくなり黙っていると「何とか言え、コノヤロー」。特にピークとなったのが、翌年三月ごろ、スーパーなど店頭での品薄状態が続いたときだったでしょうか。

兆候は早くからありました。冷夏が続いて作況指数が悪そうだと言われ始めた秋ごろから、「今年のお米は大丈夫なんでしょうか」という問い合わせがポツポツと入り始めました。電話口の声はまだ穏やかでした。

食糧庁の担当者に「消費者が心配している。何か適当な応答要領のようなものはないか」と聞いてみると、何も作っていないわけです。「じゃあ参考になる資料とかパンフレットとか、みつくろって寄こしてくれ」と依頼して届けてもらいましたが、参考になるような資料は見当たりません。食糧部に米の需給状況を確認すると「それは統計の仕事だ」と言われ、統計の部署に問い合わせると「うちは数字の集計しかしていない」と、たらい回しです。無性に腹立たしさが募りました。

そうこうするうちに、だんだんと悲壮感が漂うような電話が入り始めて、さすがに「これはまずい」と思い、自前で応答要領、つまりQ＆Aを作成しました。詳しくは覚えていませんが、例えばこういう感じです。

Q「お米が足りなくなりそうですが大丈夫ですか？」

A「はい、お米は十分にあります。ただ、皆さま方が買い急ぐと、結果としてお店から無くなります。第一次オイルショックのときのトイレットペーパー騒動を思い出してください。買い急ぎ・買い溜めは、しないようにお願いします」

本省にQ＆Aがあると知った各地の地方農政局、さらには都道府県の担当部署からも「ぜひ分けてくれ」と求められたので、コピーして配りました。そうすると、今度は食糧庁から「どうして、勝手にそんな資料を配るのだ」とクレームが入ります。

いい加減、頭に血が上っていたので、このときも担当者と喧嘩をしました。

「Q＆Aを準備するのが悪いなら、ちゃんと長官から局長に抗議しろ！　組織を通した真っ当な抗議なら、聞く耳くらい持ってやる」

食糧庁に消費者窓口の専門部署がないとはいえ、本来は真っ先に対応すべき立場のはずです。中には、食糧庁への苦情の電話を、「担当に代わります」と告げて、こっちの電話に回されたこともありました。これが分かったときも再び喧嘩です。

農林水産物はいずれも自然相手ですから、日照不足で葉物野菜が品薄になったとか、海流の関係で旬の魚が不漁になったなど、これまでも特定の食品が不足したことはたびたびありました。しかし、米不足に対する消費者の反応は格段の違いでした。

日本人は米に対して特別な思いを持っている。
そんな印象を強く胸に刻んだ平成米騒動でした。
そして、このときの記憶が蘇ってくるような事件と、のちに遭遇するわけです。

遺伝子組み換え農作物と二度目の京都行き

『消費者の部屋』を三年間担当したあと人事異動となり、さまざまな仕事を経験する機会を得ました。食品流通問題研究会での研究成果として一九九一年に施行された食品流通構造改善促進法の、五年に一度の見直しに向けた審議会の運営や、農業基本法の改正に向けたプロジェクトへの参加などです。

食品表示に関わる仕事では、食品油脂課の課長補佐に着任した一九九八年七月以降、遺伝子組み換え食品の表示基準づくりに、業界を所管する担当者として関与したことが印象的です。

当初、業界団体は表示そのものに反対の立場でしたが、これも時代の要請でした。

業界の主張は、輸入が認められた遺伝子組み換え農産物は従来作物と実質的に同等であり、食品安全上の表示の必要性は認められないというものでした。

これに対して消費者の意見は、遺伝子組み換え農産物が安全かどうかは自分たちが判断するので、消費者が選択するための情報として開示すべきだというものでした。

この議論は三年近くに及びましたが、消費者の選択のための情報として、遺伝子組み換え農産物の使用表示は避けられない情勢となりました。

当時、課長補佐として所管していたのが、我が国の伝統食品である豆腐や納豆などの食品産業でした。これらの原料となる大豆は食品用大豆といわれ、年間約百万トンが使用されます。国産もありますが、そのほとんどは米国・カナダなどからの輸入に頼っているのが現状です。

遺伝子組み換え表示の義務化の方向の中で、百万トンを非遺伝子組み換えのまま維持することはできないか、関係者から事情を聞いていく中で、ある商社の担当者からＩＰ（Identity Preserved）流通という言葉を聞きました。分別した状態で品質を保持しながら流通させる、という意味です。

直感的にこれだと思いました。米国の農場から日本の豆腐屋まで、非遺伝子組み換え大豆を選り分けて流通させればいい。こう考えたのには理由があります。食品用大豆は用途に合わせた加工適性が求められます。

例えば、豆腐用に適した何種類かの品種は『バラエティ』と総称されます。納豆用は、小粒・

極小粒といわれる大豆がいずれも日本向けに生産されています。これら日本向け大豆に遺伝子組み換え技術を使用させずに、分別して輸入するルートを開拓すればよいと考えたのです。

この案には様々な反応がありました。

「そんなことが本当にできるのか」

「時間も金もないぞ」

予算については国民生活に重大な影響を与える問題であると訴え、当時の経済企画庁の予備費三千万を引き出すことができたことから、官民合同の調査団をアメリカに送り込むなど、実現に向けて本格的な検討を開始しました。

その結果、非遺伝子組み換え農作物を生産、加工及び流通の各段階で分別管理し、その旨を書類により証明する『ＩＰハンドリング』という仕組みが作られました。

この仕組みはスナック菓子などの原料となるトウモロコシにも適用することになりましたが、クリアしなければならない問題がありました。

『ＩＰハンドリング』は種子の管理から始まります。収穫後は農場からミシシッピ川支流のリバーサイドエレベーターに集められ、艀で川を下りニューオリンズのポートエレベーターに運ばれたあと、大型タンカーでパナマを経由して日本の港に到着します。

国境を越えた大量物流ですから、どうしても意図しない混入（コンタミネーション）が避けられません。加えて、トウモロコシは花粉が風で運ばれて受粉する風媒花であり、花粉の飛ぶ範囲は数キロに及ぶともいわれ、事際に農場段階で他の品種と交雑している状況も見ました。意図せざる混入をどこまで容認できるか。議論の結果、ＩＰハンドリングを行った場合であっても、遺伝子組み換え農産物の五パーセント以上の混入があった場合はこれを認めないこととなりました。

このあと、二〇〇一年の年明けから新設の総合食料局で食品産業振興課の課長補佐の任に就き、新しい仕事に取り組み始めた矢先、あれは二月の終わりごろだったでしょうか、突然、総務課人事班の一年先輩でもある課長補佐が私の元へ慌ただしくやってきました。

何事かと思ったら、「もう一度京都に行ってもらえないか」と人事異動の打診です。聞けば、近畿農政局の当時の消費生活課長が、家庭の事情で急遽退職することになったとのこと。

「ケイちゃんは京都の経験があるだろう。もう一度行ってくれないか。いや、行ってほしいんだ」

そう迫ってきます。

農水省に入省して三十年以上が経過し、年齢も五十歳を超えて、本来ならこのまま本省勤務が続くと思っていました。「いくら近畿農政局勤務の経験があるとはいえ、あまりに安易な人事じゃないか」とは思いましたが、ふっと、十年前に経験した京都時代の楽しい思い出が脳裏をよぎります。少なくとも、絶対に行きたくないという理由は見当たりません。まあ、もう一度京都もいいか。これも巡り合わせなのかな。

二つ返事で京都行きを了承し、四月一日付けで近畿農政局の消費生活課長に着任。

しかしその半年後に、冒頭で触れたＢＳＥ問題が発生して、怒濤の歳月が始まるわけです。穏やかな生活を目論んでいたわけですから皮肉なものです。

あとで聞いたことですが、この人事班長は上司から「君が手がけた人事の中で一番良かったのは、近畿に中村を置いたことだ」と言われたそうです。結果として火中の栗を拾うことになった当事者の私としては、そんな後日談を聞いても苦笑するしかありませんでした。

思えば、入省して早々に過酷な仕事を何とかやりこなし、京都勤務の経験があり、消費者行政を早い時期から経験し、何かと事件に遭遇し、間違ったことが嫌いで、必要とあれば喧嘩も辞さない性格。すべてが食品表示の監視専門官＝食品表示Ｇメンに繋がる、幾重もの赤い糸だったような気が、確かにしてくるのでした。

第四章

ミートホープ偽装牛肉事件

～もう一つの衝撃～

センセーショナルに報じられた不二家の一件

話を偽装事件に戻しましょう。

二〇〇五年四月に消費・安全局 食品表示・規格監視室長に着任してから、監視専門官二千人の意識付けに奮闘したことは第二章に記したとおりです。いつ事件が起きても対応できるように心の準備だけはぬかりなく、です。

二〇〇五年にはウナギの産地偽装、アサリの産地偽装が浮上しました。いずれも中国産や北朝鮮産が国産に姿を変えていた事案です。

中国は著しい経済発展を遂げる傍らで、社会システムの成熟が追いつかなかったからでしょうか、食の安全に対する意識は発展途上の時期で、この数年前に中国産の葉物野菜から基準値を超える残留農薬が続けて見つかり、中国産品への不信感が広がったことがありました。

またブッシュ大統領から「悪の枢軸」と名指しされた北朝鮮は、日本人拉致問題の露見や閉鎖的な国家体制などから、負のイメージが持たれていました。

中国産や北朝鮮産の食品が市場から好ましく思われず、バイイングパワーを持った小売店から買い叩かれたり、国産品の納入が強く求められることもあったのでしょう。

こうした偽装の事例が立て続けに発見されたのが、この二〇〇五年でした。ただ当時の表示偽装はまだ手口が単純なものが多く、次第に巧妙化していって、後々には相当な調査能力が必要な難題が出てきます。

私が食品表示・規格監視室長になって最初に大きな社会問題となったものは、菓子でした。まずは二〇〇七年一月に発覚した不二家の一件です。

期限切れの牛乳を使ってシュークリームを製造していたと報じられたのが発端だったのですが、これが〝傷んだ牛乳で生菓子を作った〟かのように受け止められ、センセーショナルな報道に繋がりました。

実態を確認すべく、本省と関東および近畿農政局が本社と二工場に立入検査に入りましたが、実際は社内基準として短めに設定していた消費期限をシュークリームで一日、プリンで一～二日延長していただけだったことが分かりました。要するに、社内ルールの違反であって、ＪＡＳ法違反ではなかったということです。

食品製造に携わる者として社内基準を逸脱する行為そのものは遺憾だということで、同社に対して厳重注意を言い渡す措置は講じましたが、それにしても気になったのは、一部で事実誤認による過熱報道があったことです。まるで、雪印乳業や雪印食品の事件と同一視するような調子です。

私としては、実際に起きていた事実と報道内容との乖離、さらにいえば過熱報道による社会的制裁の偏りを何とか埋め合わせできないものかと思案していました。

記者の方も、なぜＪＡＳ法違反に問えないのか釈然としない様子でしたから、それならばと集まってもらって、説明会を開いたことを覚えています。

これ以来、報道の内容も落ち着いたトーンに変わりました。

オープンな姿勢で情報を開示すれば、理解を得ることができるのではないか。そんな発想で始めたことですが、これは、やがて確信に変わっていきます。

ミートホープによる牛ミンチ偽装事件の始まり

不二家の一件で始まった二〇〇七年は、本当にいろんなことがあった激動の一年でした。中でもミートホープによる牛ミンチ偽装事件は、食品表示の監視という仕事を根本から見直す転機となった、とてつもなく大きな事件でした。

最初に事件が公になったのは、同年六月二十日付けの朝日新聞の朝刊一面記事です。早朝に上司の課長からの電話で知らされ、愕然としました。

食肉卸売業者のミートホープが豚肉を使ったミンチ肉を牛ミンチに偽装し、この偽牛ミンチが加ト吉と日本生活協同組合連合会が販売している牛肉コロッケに使われていたことなどが報じられました。新聞社が独自に偽牛ミンチをＤＮＡ鑑定に出して牛ではなく豚であることを確認した上での報道で、相当に精度が高そうなスクープ記事でした。

のちに、これがミートホープを退職した元幹部による内部告発であることが判明し、これまでも北海道の農政事務所や保健所、一部のメディアに情報を流していたのに取り合ってもらえなかったことが明かされました。このため、内部告発を無視して握り潰したかのようなストーリーになってしまったのですが、実はすでに前年から調査そのものは始めていました。少し話はこみ入っていますが、経緯を振り返っておきます。

始まりは一年以上前の二〇〇六年二月のこと、この元幹部とは異なる北海道の事業者から、「ミートホープが挽肉（牛、豚、牛豚合挽き）に牛の血小板、とり皮、豚の内臓を混ぜて販売している」との情報が寄せられたのが発端です。この時点では、ミートホープが二つ以上の都道府県にまたがる全国業者であることが確認できておらず、あくまでも北海道内の事案という認識でした。

別の機会に解説しますが（一四九頁参照）、都道府県内に留まるＪＡＳ法違反事案については、地元の農政事務所が立入検査などの調査を行ったとしても、これを公表するかどうかは都道府県の裁量に任されています。すなわち、知事のゴーサインがなければ事件が公になることはないわけです。

加えて、たびたび触れているように、ＪＡＳ法の食品表示制度は一般消費者向けの表示を対象とした法律で、業者間取引に留まっているミートホープは規制の対象外となります。

我々が追っていたのは、ミートホープの系列会社である食肉販売会社でした。小売店を手がけているので、規制の対象となります。同社については、これ以前に牛トレーサビリティ法の違反があったので改善状況を確認すべく訪問しており、ＪＡＳ法の表示義務違反の嫌疑も抱いていましたが、店舗に対する調査中に店長の行方が分からなくなるというハプニングがありました。

立入検査先とのトラブルは避けなければなりませんし、従業員をとことん追い詰めるのは正直、気が引けます。ミートホープと直接関係する問題も見られないことから、現場からの一報を聞いた私は、販売店での調査を中止し、一連の情報を北海道に伝えるように指示を出していました。

もう一つ、二〇〇六年秋以降、北海道農政事務所ではたびたび警察からの情報照会も受けていました。北海道だけに限りませんが、地元警察が動き出したとなると、農政事務所の動きには自制のバイアスがかかるのが一般的です。うかつに調査を進めていくと、こちらの動きを察した会社が証拠隠滅に動く可能性があり、捜査に支障を与えかねないからです。

ギリギリの対応だった『十一項目の不適正』公表

二〇〇七年六月二十日のスクープ記事は、直ちに大きな波紋を広げました。

朝刊が出たその日、記者に囲まれた私は「ミートホープの件は北海道に情報を渡している」と答えています。ミートホープはそもそもＪＡＳ法の規制対象外の会社だし、規制対象内の食肉販売会社も含めて北海道内の事案だ、というのが私の認識でした。

当然、マスコミは北海道農政事務所に問い合わせをします。

ところが一年前の事案を担当していた人間が人事異動で移っており、取材に対応した職員は「受け取っていない」と答えたので話がややこしくなり、「農水省はいい加減だ」「責任をたらい回しにしている」という印象を与えて、マスコミが農水省を叩く格好の材料となってしまいました。

北海道に確認した上で回答しなかった、私のうかつなミスでした。

朝日新聞にスクープを出し抜かれた格好の他紙も躍起になります。

全国紙も地方紙も、さらにはテレビの報道もワイドショーも一斉に取材合戦を始め、当初報じられた二社以外の納入先として著名な食品メーカーの名前などが次々と報じられたほか、不正の内容についても『ミンチ肉にパンや水を混ぜて増量していたらしい』など悪質な事例も報じられ、いったいどれだけの深刻な偽装がどれだけの地域に広がっていて、消費者がどれだけの不利益を被っているのか計り知れず、疑惑が疑惑を生む底なし沼の状況に陥りました。

記者に道庁への対応を問われ、『結果としてフォローが足らなかった』というコメントが実名で記事になったこともありました。朝から中村を出せという抗議の電話を受けている部下を横目に、叱責を覚悟して局長室に飛び込んだのですが、局長の反応は、

「あれでいい。至らない点があったなら素直に認めればいい。突っ張り通す必要はない。大切なのはこれからどうするかだ」

と意外なものでした。

農水省としては取り急ぎの対応が必要です。

まずは、六月二十二日から本省と北海道農政事務所などがミートホープ、関連販売会社など

三社に立入検査に入ることになりました。「ＪＡＳ法に抵触する事実が判明すれば厳正な措置を講じる」と対応方針を事前にアナウンスしましたが、内々では「ＪＡＳ法かどうかは分からないが、とにかく行って何でも見つけてこい」と大号令が飛びかっていました。

私自身は、立入検査に入る段階で一度辞職を覚悟しています。

仮にも全国二千人の監視専門官を束ねる室長の立場でありながら、前述のようにうかつな判断もありました。言い訳したいことは多々ありましたが、それが通じるような状況ではありません。「これで辞めても構わない。俺が全部責任を取るから、ミートホープを徹底的に調べるぞ」と職員に発奮を促しました。

特にミートホープについては、本省、東京・大阪農政事務所からの応援を送り込み、三日間に及ぶ立入検査を行い、当初報じられていた牛ミンチの問題のみならず、その他の商品でも意図的な異種肉の混入や賞味期限の改ざん、産地偽装などが判明し、社長や幹部社員からは、これらを認める発言を引き出すことができました。

さて問題は、これらを公表できるかどうかです。

一般消費者向け商品の表示偽装に関わっているかどうかは追及を続けるにしても、少なくともこの時点では、いずれも業者間取引の商品に関わる不正しか判明していませんから、ＪＡＳ法違反に問えるものは何一つとしてないのです。

公表すべきか否か、内部でずいぶん議論がありました。しかし三日間も立入検査を実施しながら、「JAS法違反と認められるものはない」という報告だけで事態が収拾に向かうとは到底思えません。ここはひとつ、立入検査で明らかになった点だけはオープンにしようと結論が下され、立入検査終了翌日の六月二十五日、ミートホープに十一項目に及ぶ不正が判明したことを発表しました。農水省として可能な、ギリギリの対応でした。

それにしても、ミートホープの不正は、牛挽肉に豚の内臓肉を加えたり豚挽肉の発色のために牛の心臓を混入させたりと、立入検査に入った職員の想像を超えるものでした。

以来『まさかという坂はない』が戒めの言葉になりました。

行政の不作為が徹底的に叩かれて

このあたりから、事態は大きく展開していきます。

まず、消費・安全局審議官を主査とするミートホープ問題に関する検証チームが発足し、前年の内部告発を受けてから事件が明るみに出るまでの一年半弱の省内の動きをもう一度遡って調査・検証する作業が始まりました。何が問題点だったのかをあぶり出して、改善に役立てるのが目的です。

この事案に関わった私を含め全員から聞取調査を実施した結果が調査報告書として取りまとめられ、七月六日に公表されました。本省と各農政事務所、北海道農政事務所と北海道庁の連携不足など、数々の問題点が明るみに出て、表示の監視にかかわる人間にとって大変厳しい内容となりました。

また、ＪＡＳ法運用の見直しに向けた議論も始まりました。ミートホープのような中間卸会社にもＪＡＳ法の適用範囲を広げられないか、検討を進めるための議論です。

結果的には、一般消費者向け最終商品での表示の誤りを惹起させるという法解釈で、業者間取引も規制の対象にする方針が九月には固まり、一般向けの説明会開催やパブリックコメントの募集などで細部の詰めを行うこととなりました。

これと符合するように、翌二〇〇八年以降の報道発表資料では、水産品、加工品を中心に『不適正な産地伝達に対する措置』の事例がたびたび登場しています。卸業者が、別の卸業者や小売店などに販売する際、正しい産地を伝えなかったという意味で、以前であればＪＡＳ法違反を適用できない事例でした。

もう一つ重要な仕事は、ミートホープの『自称・牛挽肉』がどのようなルートを辿って流通したのか、最終的にはどこに何トンが流れたのか追跡調査を行い、全容を明らかにすることでした。これまでも報道などで情報は小出しにされていましたが、全容が見えてこない限り、消費者の疑心暗鬼は際限なく広がってしまうからです。

この追跡調査は、食品表示の監視に携わる我々監視専門官の、存在価値そのものが問われる仕事で、組織の威信を賭けた調査でもあったと思います。

北海道にあったミートホープから県外の製造・販売・中間流通業者へと渡ったあと、一般消費者向けではどのような用途に何トン使われたのか、しらみ潰しに調べ上げました。流通した業者の数は全国三百社にも及び、最終的な用途では、全体の一パーセント以下の量とはいえ、学校給食や病院給食にも仕向けられていたことが分かりました。ミートホープ四十九トンの牛挽肉が九千八百トンの加工品に使用されていました。

この追跡調査にあたっては、全国の監視専門官が互いに連携を取りながら調べ上げる体制が整い、チームワークがずいぶんと向上したと思います。

追跡調査の結果は、九月七日に発表しました。

「調査に時間がかかりすぎている」との報道も一部にあったようですが、当初の目標から一ヶ月近く前倒しで発表できたことで、一定の手応えを得ることができました。マスコミでも調べ上げられなかった細部まで全容を示したことで、「農水省もなかなかやるじゃないか」と受け止められたのではないかと思います。
また『ミートホープを忘れるな』は、表示監視に携わる職員の標語ともなりました。

『食品表示Gメン』の誕生

ミートホープの偽装牛ミンチ事件は、日本の食の安全・安心を揺るがせる大きな衝撃を広げた事件です。と同時にもう一つ、食品表示の監視という仕事にも大きな衝撃をもたらしました。少しでも手ぬるい調査をすると行政の不作為として徹底的に叩かれるということが、痛いほど分かったからです。

以前は、捜査権のない我々がどこまで踏み込んでやっていいのか戸惑う部分が少なからずありましたが、迷いは一気に吹っ切れました。私自身もそうですし、全国の監視専門官二千人も同じ気持ちだったと思います。

この事件をきっかけに、本省の食品表示・規格監視室では、報道記者の出入りを原則自由に切り替えました。いつでも徹底的に付き合いますよ、という姿勢です。すべての情報をオープンにすることはできませんが、少なくとも仕事ぶりはオープンです。

仕事ぶりをオープンにしたのは、私たち監視専門官の働きが正しく理解されていないと思ったからです。部屋にやってくる社会部記者は新人時代におおむねサツタン、つまり警察担当を経験しています。そんな彼らが、目を血走らせながら深夜までカリカリと仕事をする私たちの様子や、「何をやっているんだ、お前は！」などと現場と激しいやりとりをしている様子を目の当たりにして、サツタン時代のことを思い出したのでしょう。とある記者が、「この部屋には懐かしい匂いがする」と言ったことは、とても印象深いことでした。「目玉のケイちゃん」と呼ばれていた私の目も、だんだん警察官のような鋭い目付きに変わっていたのかもしれません。

このころ、私個人の携帯電話番号を記者に教え、いつでも問い合わせに応じることにしました。三百六十五日二十四時間、いつでもどうぞ、です。

記者からの問い合わせは、おそらく朝刊記事の締切の関係だと思いますが、だいたい深夜の〇時半くらいまでかかってきます。二時、三時、四時あたりは、さすがに気が引けるのか電話は鳴りませんが、朝刊の一刷りが出始めたあとの五時ごろには「どこそこの新聞にこういう記事が出ているが、これは本当か？」などの問い合わせで時々電話が鳴ります。

以前、雪印食品の事件を契機に仕事内容が一変したと言いましたが、当時はまだ、私生活の部分をギリギリキープできていました。

しかし、ミートホープの事件を機に、私自身は私生活の部分も捨てる覚悟を固めました。三百六十五日二十四時間の電話対応もそうですし、趣味だった釣りやゴルフも封印しました。それだけ危機感があり、名誉挽回に必死でもあったわけです。オープンな姿勢に転じたことで、『農水省の食品表示監視は手ぬるい』などといった記事も、徐々に消えていったように思います。

私たち監視専門官の仕事を正しく認知してもらい、現場の職員のモチベーションを高める方法が他にもないものかと思案し、『食品表示Gメン』を名乗ってみてはどうかと閃いたのもこのころでした。

最初は職員から「Gメンなんて古臭いですよ」「室長の年代の人にしか分かってもらえません」と散々に言われていたのですが、マスコミに「Gメン、Gメン」と繰り返し言っていたところ、読売新聞が最初に「食品表示Gメン」という表現を採用してくれました。

食品表示Gメンでは長ったらしいのか、時には「食品Gメン」などとも呼ばれましたが、もともと食品Gメンは、食品衛生法の取り締まりを行う保健所の職員を指す言葉だったようです。別にお株を奪うつもりはなかったのですが、Gメンという響きが監視専門官にピッタリだったから定着したのでしょう。

合い言葉は「社保庁になるな」

監視専門官の名誉挽回に取り組む一方、全国二千人の監視専門官にも同じくらいの危機感を共有してもらいたいと思い、現場の職員全員に私からのメールが届くようにしました。

ちょうど同時期には、社会保険庁による〝消えた年金問題〟が大きな社会問題となっていて、社保庁の解体論が公然と議論されていました。組織存亡の危機という意味では、我々にとっても他人事ではありません。社保庁をダシに使うことに気が引ける部分はありましたが、これと同じ轍を踏むなと、たびたび檄を飛ばしました。合い言葉は「社保庁になるな」です。そして「ミートホープ事件の悔しさを思い出せ」とも言い続けました。

全国各地の監視専門官が互いにいつでも速やかに連絡が取り合えるよう、主要な職員の携帯番号とメールアドレスを登録するよう徹底したのも同じころです。以前から呼びかけてはいたことですが、ミートホープ事件を境にして全員の意識が高まり、ほぼ完全な形が整いました。これ以来、どの地域でどんな事案が起きているか、リアルタイムで把握できるようになりました。

卸業者にもＪＡＳ法違反を適用していけば、おのずと調査の範囲はグンと広がります。卸業者が他都道府県の別の卸業者に販売していると分かれば、当該地域の農政事務所も速やかに調査に入る必要があります。食品表示偽装は〝今〟起きていることですし、特に生鮮食品ともなれば流通の期間が短くなりますから、悠長に構えていては証拠を取り逃がしてしまいます。この時期に全国的な連絡網を整えたことは、後々の調査事案を進めるにあたって、有効なインフラとなりました。

ミートホープ偽装牛ミンチ事件は、我々にとって大きな痛手ではありましたが、同時に、組織を活性化させるカンフル剤となったことも確かです。雨降って地固まるとはこのことです。

白の次は赤

食品表示の監視に厳しい目が向けられ、何とか信頼回復をしたいと思っていた矢先に起きたのが、石屋製菓『白い恋人』の賞味期限改ざん問題でした。賞味期限切れで戻ってきた商品を包装し直して販売していた一件です。

二〇〇七年八月にこれが発覚して間もなく、同社では初期対応として速やかに商品回収を行い、しばらく販売を自粛して問題解決に取り組んだため、やがて事態は収拾に向かっていきました。

これとは対照的に、初期対応の違いで爪痕を残したのが、二〇〇七年十月に発覚した赤福の問題です。きっかけは内部告発で寄せられた「巻き直しをしている」という証言でした。巻き直しと呼ばれる再包装時に、本来の消費期限日を先延ばしにしているというのが告発の趣旨です。さっそく九月に任意調査を実施し、十月にかけて立入検査を重ねて行いました。

立入検査にあたっては、真っ先にゴミ箱をチェックさせました。剥がした包装紙があるはずだと考えたからで、ものの見事に想像どおりでした。

一見単純な表示違反と思われたものの、何度も立入検査をせざるを得なかったのは、ＪＡＳ法違反の全貌をなかなか明らかにしようとせず、冷凍後の巻き直しは製造工程の一環であり、法的な問題はないとの説明を繰り返したからです。

主な問題点は、出荷残の赤福餅を一時ストックや冷凍したあと、解凍して再出荷する際に最初の包装を剥がして再包装し、再包装した日を製造年月日として、この製造年月日を起点に新たな消費期限を表示していたというものです。

出荷残というと、配送車の手配などが追いつかずに出荷できなかった残り、という印象ですが、追及していくと、配送車にいったん載せて残った分も出荷残として処理していたことが分かり、最終的には店頭で売れ残ったものも同様の処理をしていたことが判明しました。

さらに店頭からの回収品を餡と餅に分けて、再利用に回していたことも明らかになりました。当初は、売れ残りは焼却処分をしていると説明しており、焼却処分している様子をカメラに収めてその映像が送られてきましたが、その映像を見たら明らかにおかしいわけです。水分を含んだ商品を大量に焼却するにはまったく不釣り合いな小さな焼却炉ですし、社員は上履きを履いていています。食品会社が上履きのまま屋外で作業をするとは到底思えず、いかにも、取り繕った見せかけの再現風景でした。

問題の根深さが感じられる事案でしたが、それまでの幹部社員の対応に代わって途中から社長が前面に立ち、東海農政局の担当官に、「これからは全て私に連絡をお願いします。二十四時間対応します」と自分の携帯電話番号を知らせてきてから、一気に局面が変わりました。

農水省ではまず十月十二日に製造年月日の改ざんなどについて発表したあと、むき餡とむき餅については十月二十二日に発表したのですが、後者については我々の報道発表の前に、社長自らが記者会見を開いて不正を明らかにしました。会社の前途に危機感を持った若社長が、リーダーシップを取って不正内容を調査し、情報開示に転じたのでしょう。この社長が前面に立ち始めたことで、「赤福は大丈夫だ、再生できる」と感じたことを思い出します。

赤福の調査に乗り出した当初、私たちの動きを察したのか、マスコミの間では「白の次は赤らしい」と噂が飛び交っていたようです。水面下でスクープ狙いの取材合戦が始まっていたのですが、最初に嗅ぎつけた某新聞記者は三重県の動きを詳細に調べていたものの、本省担当と連携していなかったためにスクープを読売新聞とNHKに奪われたと聞きました。また、スクープした読売新聞の記者は私に、支局から送られてきた記事の確認の電話をしてきました。「赤福のどの商品が問題なのか」と訊ねてきたので、「赤福は赤福だよ」と答えたのですが、どうやら彼は九州出身で、赤福餅の存在を知らなかったという後日談を聞きました。

赤福餅は、もともと『謹製』と称する製造年月日を自主的に表示して、伊勢神宮の御前で作りたてを売り物にしていた伝統ある和菓子です。近畿地方の小学校などでは修学旅行先にもっぱら伊勢参りを選ぶらしく、お爺ちゃんやお婆ちゃんからお小遣いをもらって、土産に買って帰るのが常だったと聞きます。

そんな習慣のあった商品を、現代の流通網に乗せて無理のある販路拡大路線に舵を切ったのが、そもそものボタンの掛け違いだったのでしょう。

その後、同社は冷凍設備を撤去したようです。過去の過ちは過ちとして、これからも原点に立ち戻った商いに徹していただきたいものです。

ずさんさを露呈した船場吉兆

赤福は最後に自浄能力を発揮して伝統の暖簾を守り抜いたわけですが、これと好対照だったのが船場吉兆でした。

船場吉兆について当初発覚したのは、黒豆プリンなどの菓子の期限表示をラベルの張り替えで偽装したという内容です。福岡市内の百貨店地下食品売場でこれが見つかり、地元の福岡市が営業の自粛を求めたわけですが、この時点では、〝ありがちな話〟の一つに過ぎないと思われていました。

ところが、会社ぐるみで偽装していたのではないかと問われた同社役員が「現場が勝手に判断したこと」と証言したところから雲行きが怪しくなります。地下食品売場はパートの女性やアルバイトに任されており、正社員でもない人間がわざわざ危険を冒してまでそのような不正を企むだろうかと疑問が湧きます。

私は地元の農政事務所に、店長のパート女性と連絡を取れる態勢を取るように指示を出しました。すると、このパート女性が相談をもちかけた弁護士から連絡があり、「本人たちは、そんなことは一切していないと言っている。会社側から口裏を合わせるように強要されているようだ」とのことです。

「農水省は徹底的に調べ上げますから、あなた方も声を上げてはどうですか？」

そんな投げかけが功を奏したのか、間もなく、パート女性らが福岡で記者会見を開き、自分たちの無実を訴えました。とても勇気のいる行動だったと思います。

当初、農水省の調査は福岡店が対象であり、マスコミ陣も皆福岡に集中していました。そんなときに、地下食品売場の売上が毎日、大阪の船場吉兆本店にファックスで報告されていることが分かりました。日々の売上げを本店が把握しているのなら、「現場が勝手にやっている」の前提が崩れます。

こうして農水省の調査の主力は福岡から大阪に移ることになります。大阪農政事務所が船場吉兆本店をターゲットに調査を始めました。

マスコミが集まってくると現場が混乱するので、本店を調査していることはあくまでも秘密裏です。約十日間の調査の結果、佐賀県産や鹿児島県産の牛肉を使った商品を『但馬牛』と表示したり、ブロイラーを原材料に使った商品を『地鶏』と表示していることも明らかとなり、十一月九日に行政処分を発表しました。福岡の問題と考えて現地に張り付いていたマスコミ陣も驚いた様子で、事件の舞台は大阪に移ることになりました。

十日間の調査中、経営陣は終始その場限りの言い逃れを繰り返していて、なかなか口を割りませんでした。しかし、思いつきのウソはすぐにバレます。「業者に地鶏で注文していたのに勝手にブロイラーを使っていた」と言ったので業者に確認すると、「地鶏で注文されたことはない」という証言が得られたり、知らぬ存ぜぬを通していたのに伝票にしっかりと社長のサインが残っていたり、それはもう、一皮剥けば簡単に暴くことができるような偽装のオンパレードでした。

福岡店で売っていた船場吉兆ブランドの商品は、業者に製造させた仕入れ商品ばかりでしたが、仕入れ量と販売量の推移を比べてみると仕入れ量が過多であることは明らかで、あまりにも無計画に製造させていたことが分かってきました。仕入れた品のうち所定の期間内に販売できなかったものを処分した形跡も見られない。じゃあ、古くなった商品はどこにいったのか。こうした不審な点が次々と露見する。そんなことの繰り返しで、経営体質のずさんさが浮き彫りになった事案でした。

廃業の決定打となった食材の使い回し

以前にも説明しましたが、食品表示の偽装はそのとき起きていることなので、速やかな改善を促すためにスピード優先で行政処分を下します。

報道発表資料で頻繁に使うフレーズが『少なくとも』です。例えば、表示内容の不正を働いていた期間について「少なくとも、何年何月何日の製造分から○○パックの不適切な表示があった」などと発表します。もっと調べていけば不正の期間が長くなり量も増える可能性はありますが、細部を調べ上げるために時間をかけることよりも、『少なくとも』という表現を使うことでできるだけ早く発表して、違反の状態を改善させることを優先するわけです。一度行政処分を下せば、余程の新しい事案が出てこない限り新たな措置を講じることはなく、従って発表もしません。

船場吉兆の件ではその一つが、高砂穴子に関する嫌疑でした。これは記者が先行して調べ上げた一件で、私の見解を確かめるべく、携帯に電話をかけてきました。兵庫県高砂市は穴子の名産地として知られています。

記者が言うには、高砂穴子と称していながら産地が異なっていたそうで、担当者に問い詰めると、「地名として高砂を使ったわけではない。高砂は、あくまでも『おめでたい』という意味だ」と苦しい言い訳をしているとのこと。そんな電話がかかってきて私も「ほう、おめでたい」とオウム返しをしたのですが、電話を切ったあと、周囲から咎められてしまいました。なぜなら、電話を受けたのがその年の春に亡くなった父の墓参りの最中だったからです。

船場吉兆は二〇〇七年十二月に改善報告書を農水省に提出し、翌年一月から大阪の本店と博多店の料亭部門だけで営業を再開しました。しかし同年五月、お客の食べ残しを使い回ししていた一件が明らかになり、これが決定打となって廃業に至りました。実は、我々の調査でも同様の情報はありましたが、バレるのは時間の問題だった、という気がします。

頼もしい存在になってきた食品表示Gメン

不二家から白い恋人、赤福と菓子の事案が続き、ミートホープ偽装牛ミンチ事件で農水省が徹底的に叩かれ、船場吉兆の問題も噴出した二〇〇七年は、本当に激動の一年でした。

この年は、個人的にも辛い時期でした。

二〇〇七年二月には肺気腫を患っていた父が亡くなりました。その前には二〇〇四年七月に、父を介護していた母が先に他界してしまいました。

どうも体調が悪いと医者に駆け込んだときには時すでに遅く、スキルス胃がんの末期でした。父が他界した一週間後には次女に赤ん坊が誕生したのですが、まだお腹にいる段階から難病にかかっていることが分かっていて、結局、生まれてから一年経たずにこの世を去りました。ちょうどミートホープの事件にかかりっきりだった時期に娘から孫の病状がメールや電話で伝えられ、「もう危ないかもしれない」と深刻な訴えも届いていましたが、職場を離れるわけにはいきません。本当に申し訳ない気分でした。

その後、娘のブログに悲しみを乗り越えたような書き込みがあったので、それが唯一の救いでしょうか。

母と父の死亡は職員にも知らせましたが、孫の件は、最後まで言わずに通しました。「見舞いに行ってやってください」と言われるのが分かっていたからです。

この一年間で、監視専門官はずいぶん頼もしい存在になってくれました。立入検査に入るときの、現場と連絡係、後方支援それぞれの役割や連携内容が明確に定まってきて、完璧とは言えないまでも、どの地域でも同様に機敏な対応ができるようになりました。〝疑わしい事案は徹底的に調べ上げる〟という粘り腰も浸透してきました。

以前は立入検査に入るときに「〇〇農政事務所です」と告げても、「農政事務所がウチに何の用事だ」といった冷ややかな反応が多かったのですが、農政事務所で前線に立つ食品表示Gメンの働きぶりや徹底した調査能力が世間で知られるようになってから、「〇〇農政事務所です」は、「〇〇税務署です」「〇〇警察署です」と同じような響きをもって受け止められるようになりました。それはもう、大きな反応の違いです。

本省の中でも独特の雰囲気に

先に、記者の出入りを自由にして仕事ぶりをオープンにしたことに触れましたが、二〇〇七年の年末か翌年の初めだったでしょうか、ＮＨＫから密着取材をしたいという申し入れがあり、ちょうど良い機会だと思って承諾しました。

毎日毎日、カメラや集音マイクを持った取材班が部屋に張り付いていて、何か深刻そうな電話があると、電話を受けている職員にググッとカメラが迫ってきます。

あとで聞いたことですが、最初の二週間くらいは、カメラを据えていてもすべて撮影していたわけではなかったようです。カメラを向けられると意識をしてしまうのが人の常らしく、カメラの存在すらも忘れすっかり慣れてしまったころから撮影を本格化させたと聞きました。なるほど、そういうものかと感じ入った次第です。

三ヶ月に及んだ密着取材は、二〇〇八年四月に「ドキュメントにっぽんの現場」というシリーズで「告発の電話鳴りやまず　～食品偽装　Gメンの闘い～」と題して放映されました。食品表示Gメンの仕事ぶりに脚光が当てられると、全国のGメンにとって励みになりますし、子供から「お父さんは頑張っている」というふうに見られて、誇りも持てるようになります。

放映された番組は、食品表示Gメンの研修会でもたびたび視聴してもらいました。

かつては「お巡りさんのような仕事をするために公務員になったわけではない」などと愚痴る声が多々聞かれたわけですが、さすがにこの番組を観ると気分が高揚してきて、「俺も頑張ろう」というモチベーションが湧き出てきます。もちろん、愚痴りたい気分の人も少なからずいたでしょうが、少なくとも研修会の会場でこうした意見はもう出てきません。むしろ、どうやって精度の高い調査を進めていくかという前向きな議論になります。

番組の中で、人一倍大きな声で電話をし大きな身体を揺らしながら動き回っていた専門官は、今は課長補佐として活躍しています。もう時効でしょうから告白しますと、彼が本省の食品表示・規格監視室に異動してくるとき、以前に在籍していた食糧部の担当から「我が強くて使いにくい人間だけど」と言われたことがありました。

「我が強いのはウチ向きじゃないか」と内心期待しながら迎え入れたのですが、実際にウチの部署に入ると、期待どおりにイキイキと働き始めるではないですか。枠にはまったルーチンワークには向いていなかったのでしょうが、食品表示Gメンのような仕事では本領発揮、水を得た魚のような働きぶりです。

彼に代表されるように、いつの間にか型にはまらないタイプの人間が集まるようになって、本省の中でも独特の雰囲気を醸し出す部署になりました。

〝内部告発〟の裏事情

テレビ番組のタイトルに『告発の電話』とあるように、食品表示110番に寄せられる電話の中には、内部告発と思われるものが少なくありません。ちゃんと調べて不正を暴いてくれる、という期待感もあったのでしょうか、食品表示の偽装がたびたび話題になった二〇〇七年は、電話の件数が右肩上がりで増えた年でもありました。

告発をしてくる人は相当な覚悟をもって電話をしてくるのが常で、最初の電話が最後の電話になるのが大半です。電話番号を教えてくれる人や実際に対面で詳しく話が聞けるケースなどは非常に稀で、会話できる時間も短いですから、最初に電話を取った人間がいかに要領よく話を引き出せるかがキーポイントになります。

内部告発かどうかは、電話の主の言葉遣いで大体察しがつきます。例えば赤福の場合は、一般の日常会話ではあまり使われない『巻き直し』という言葉が使われました。非常にリアリティが感じられる言葉でした。

偽装の指示を手書きで上書きした伝票一枚だけをファックスで送ってきたケースもありました。ファックスの端に印字されている電話番号から、まさに当事者企業内からの告発であることが分かりました。

またレアケースですが、立入検査を終えたあとで『あんな検査じゃ手ぬるいよ』と匿名の電話が寄せられたこともありました。その場に居合わせた人間の中に、告発者がいたということになります。告発をしてきた人間が特定できるような情報は、もちろんシークレット事項として取り扱わなければなりません。勤務先名や部署名、氏名はもちろんですが、電話なのかファックスなのか手紙なのかといった手段も悟られないようにします。

とある農政事務所の食品表示Gメンから聞いた話ですが、立入検査に同行した別の機関の職員が、「こういう内部告発をいただいたのですが」と文面をそのまま相手に見せてしまい、居合わせたGメンが腰を抜かしたことがあったそうです。内部告発の取り扱いに神経をとがらせている我々とは意識の隔たりが感じられる出来事で、あとでGメンがその職員を戒めたのは言うまでもありません。

難しいのは、内部告発がすべて正義感に基づいた信頼性のある情報とは言い切れないということです。とある事案では、組織を追い出された人間が腹いせに情報をタレコミしてきたことがありましたし、内部告発者自身の勘違いもあります。

例えば、商品を箱詰めしてお歳暮用にセットしたものが売れ残った場合に、お歳暮用の箱から取り出して包装をし直し、単品で販売することがあります。期限表示を偽装していないなら何の問題もないのですが、それを理解していないパートの女性が「偽装している」と情報を寄せてきました。何のために包装をし直すのか、社内で目的が共有化されていれば防げることで、このあたりは作業指示をする人にもきちんと理解しておいてほしいところです。

また、内部告発とは少し毛色が違うのですが、立入検査で不正が発見できず担当者も言下に否定していたのに、ある日突然、思いがけず自首してくるケースがありました。

聞くところによると、不正の根拠をスジの悪い人間に掴まれてしまい、恐喝を受けていたとのこと。いずれにしても、不正は必ずバレると覚悟を決めていただくのが妥当と言えそうです。

第五章

ようやく掴んだウナギの産地偽装

泣きじゃくる家族の前で

食品だけに限ったことではありませんが、名だたるブランドで知られる企業が不正を働くと、大きな社会的制裁を受けます。誰もがインターネットの掲示板やブログなどで情報発信ができるようになり、情報の真偽はともあれ、会社にとって都合の悪い情報を隠し通せる時代でもなくなりました。

こうした中、株式公開企業を中心に二〇〇〇年代末期ごろから、コンプライアンス（法令遵守）体制の構築を掲げる例が増えてきました。

著名な企業にまつわる事案が徐々に少なくなる一方で、目立ってきたのが中小企業、それも流通関係のバイヤーしか名前を知らないような中小零細の卸売業者に係わる事案です。顕著な例が水産品でした。

私が食品表示・規格監視室に戻る以前から調査が進んでいたのがアサリ、これに続いたのがシジミです。

シジミの産地偽装では、二〇〇七年八月に発表した茨城県のシジミ問屋四社に端を発する事案が大規模な調査となりました。中国産や韓国産、北朝鮮産のものを国内産と混合させ、これを茨城産などと偽って販売していたものです。四社の販売先である卸売業者も多くは産地偽装を知っているか、産地の確認をすることなく仕入れて国産表示で販売しており、全部で六都県十八業者がＪＡＳ法違反と判明しました。

日本でシジミは、古くからとても身近な食材の一つです。ところが近年、シジミは国内での漁獲量が急減していて、東南アジア方面からの輸入で補う傾向が顕著になっていました。それでも国産品を求める市場からの要望は根強く、やむにやまれず産地偽装に手を染めたと思われ、類似の産地偽装はこのあとも何度かありました。

これは報告として聞いたことですが、シジミでは非常に印象深い出来事がありました。

この一件が公になったあとだったでしょうか、やはり同様の産地偽装で、卸売業者に立入検査に入りました。典型的な家族経営の零細業者です。一家の生計がかかっていたのでしょう、経営者というかお父さんはすべてを否定する態度で「帳簿などつけていない」の一点張りです。そして「ウチは、シジミなんて扱っていない」とも言い張ります。

ところが、配送に使っているトラックを見てみるとシジミが積んである。「これは何ですか？」と問い詰めていくと、奥さんが「だから、こんなことは止めようって言ったじゃないの！」と泣きじゃくり始めました。観念したお父さんが「帳簿はあります」と案内したのは、子供部屋の押し入れでした。意気消沈し嗚咽している家族を前に帳簿を精査し始めると、子供が健気に

「おじちゃん、ジュースをどうぞ」と運んできて、担当のGメンは堪らない気分になったと聞きました。

いくら食品表示Gメンとして意識が高まったとはいえ、こういう修羅場を目の当たりにすると、さすがに心が揺れ動きます。担当したGメンは「もう、この仕事はやりたくない」とこぼしていましたが、だからといって偽装をお目こぼしにするわけにはいきません。厳しいようですが、このときは慰めることもしませんでした。それが私たちの任務だからです。

DNA分析技術の進歩と限界

NHKのテレビ番組「告発の電話鳴りやまず　～食品偽装　Gメンの闘い～」では、シジミの産地を鑑定するために白衣姿でDNA分析を行う風景が収められていました。こうした役割を担っているのが、独立行政法人農林水産消費安全技術センターです。

雪印食品の表示偽装事件の際にも少し触れましたが、以前はここの職員が立入検査の実行部隊を務めていた時代があり、全国二千人の食品表示Gメンが実行部隊として登場してからは、主に科学的な検証結果の提供というかたちでGメンの活動をサポートしてくれる連携体制が整いました。

同センターは、「食の科捜研」とも呼ばれ、時には警察の捜査にも協力できるほどの分析技術を持っています。

例えばシジミであれば、貝柱の部分を少量試料として取り出すだけで中国産、朝鮮半島産、国内産の見分けができます。ミートホープの事件では、先行して新聞報道されたメーカーの牛肉コロッケからミンチ肉を取り出して、本当に牛肉の代わりに豚肉が使われていたのか裏付けの分析を行ったほか、立入検査で十一項目の不適正事案を発表するにあたっては、商品の畜種分析を行いました。マグロの種別を特定することもできますし、米に至っては一粒一粒の品種の見分けもできます。

こうした分析結果だけですぐに御用となるわけではありませんが、少なくともシラを切り続けている調査先企業を追い詰める科学的根拠として、有効な切り札となっているのは確かです。特に外観だけで産地の見分けがつかない食品では、重要な手掛かりとなります。

ウナギも、かつてはＤＮＡ分析で国産か外国産かを見分けることができた水産品です。食用として一般的な種類のうち、日本で生息するウナギはジャポニカ種と呼ばれる種類で、他にはヨーロッパ地域で生息するアンギラ種があります。以前はアンギラ種の稚魚＝シラスが輸入され、中国などで養殖されていました。アンギラ種はＤＮＡ分析で見分けがつくことから、産地判別の有効な武器となっていました。

一方、二〇〇五年ごろからは中国産にも同じジャポニカ種が増えてきました。同じ種ですから、ＤＮＡ分析で産地を特定することはできません。遺伝子情報に頼ることなく、養殖に使われる水やえさの違いで産地を見分ける方法も研究が進んでいるようですが、少なくとも二〇〇七年ごろの時点では実用的な技術ではありませんでした。

ウナギの原産地表示が義務化されたのは二〇〇一年のことで、中国産や台湾産よりも国産が好まれることから表示の偽装がたびたび行われていました。

当初は、活鰻（生きたウナギ）を国内産と表示した箱に詰め替えたり、蒲焼きなどの加工品はラベルを貼り替えるなど単純な手口が多く、偽装を見抜くのは比較的容易でした。しかし二〇〇七年あたりから、どういうカラクリで偽装をしているのか、すぐには解明できないような事案と対峙することになります。

巧妙化したウナギの産地偽装

日本で流通しているウナギの約八割は中国産などの外国産です。にもかかわらず、当時はスーパーなどに行くと国内産と表示された蒲焼きが大半で、中国産は隅っこに少量並んでいる程度でした。飲食店でも『国内産を使用』とうたっている例を頻繁に見かけました。どう考えても疑わしいものの、なかなか本格的な調査のとっかかりが掴めませんでした。

二〇〇七年の夏、テレビ朝日がウナギの産地偽装を追いかけていた時期があります。関西空港に荷揚げされた活鰻が陸路で九州の養殖場まで運ばれ、ウナギを生きたまま保管できる立場と呼ばれる施設に入ったあと、ここから出荷されるときには国産に化けている、というのが疑義の内容だったと記憶しています。

当初はテレビの後追いのような格好で現地の食品表示Gメンたちが県の職員と協力して調査に乗り出し、JAS法違反の県域業者として業者二社の名前を公表するに至りました。しかし、これはほんのプロローグに過ぎませんでした。

例えばハマチやサンマのように、日本近海で漁獲されて各地の漁港に陸揚げされる鮮魚であれば、産地市場と消費地に近い中央卸売市場、そして小売店というシンプルな流通になります。

ところがウナギは、卸売市場で競りにかけられる例が少なく、海外から活鰻や蒲焼きの状態で日本に入ってきてからスーパーなどの店頭に並ぶまでの間、実に複雑な経路を辿っていることが次第に分かってきました。

このため、一つの業者を調べて疑義が浮上しても、その仕入れ先や販売先などの関係先を辿っていくとさらに複数の疑わしい業者が浮かび上がってくるといった具合で、調べれば調べるほど調査の範囲が広がっていきます。

そこで販売ルートの全容を解明すべく、各地から得られた情報を本省で繋ぎ合わせてチャートを作成し、これを全国の食品表示Gメンが共有しながら調査を進めていって、さらにチャートの精度を高めるという繰り返しが続きました。

一連の販売ルート解明の中で、九州農政局の食品表示Gメンから、不自然な取引に関する情報が上がってきました。二〇〇七年も押し迫ったころのことです。

大手食品商社の鹿児島県内の営業所が輸入ウナギを加工業者に販売し、直後に同量のウナギを小売店から買い戻しているという情報です。通常の商習慣から考えれば、加工業者から商社が買い戻すというのは極めて異例です。

さらに精査していくと、加工業者は商社から台湾産ウナギを仕入れ、同量の国産ウナギを販売していることが分かりました。同様の不自然な取引は数十回に及んでいて、ウナギを往復させ、外国産を国産にすり替えている疑惑が浮上しました。

翌二〇〇八年一月十日から、この営業所に立入検査を実施しました。ウナギを運んだ履歴を確かめるべく、高速道路を使用しているとの説明を確認するためＥＴＣの運行記録を見せてほしいと言うと、運行記録もない。つまり、ウナギというブツは一切移動しておらず、伝票操作で取引を装っていただけでした。

従来の産地偽装とはまったく異なる巧妙さで、架空の取引によって産地情報を洗い流す、いわば『ウナギロンダリング』とも呼ぶべき新種の手口でした。

一つひとつの伝票そのものはキレイに整っているので、以前の食品表示Ｇメンであれば見抜けなかったかもしれません。これ以来、「伝票に書かれた情報だけを鵜呑みにするな。必ず、裏を取れ」と指示するようになりました。

この食品商社、東海澱粉は後に別の営業所でも同様の産地偽装をしていたことを自ら明かし、最終的には本社ぐるみの偽装であることが判明。二月二十日に行政処分を下しました。間もなく同社はウナギの取り扱いをやめたようです。

『里帰りウナギ』の正体は?

ウナギの産地偽装について二〇〇八年に本省で報道発表したのは、後述する事案を含めて四件でしたが、都道府県の判断で行政処分を下したものも含めれば、軽く一ケタ跳ね上がります。各地で調査が進む中で、共通する問題点として浮上してきたのが『里帰りウナギ』にまつわる疑義でした。

国産と表示されている養殖ウナギは、国内でシラスを漁獲して日本国内の養殖場で飼養するのが一般的です。かつては一カ所の養殖場に留めて丹念に飼養し、出荷されていたものです。ウナギのような養殖水産物は、飼養期間が一番長いところを原産地とするようJAS法で定められています。これは畜産物でも同じ考え方です。

ところが、この仕組みを悪用して〝中抜き〟をする事例が各地で見つかりました。

例えば、いったん日本で幼魚=クロコまで飼養し、成魚となるまでの期間は人件費や土地代の安い中国や台湾で飼養して、最後に日本に戻すというものです。幼魚までの飼養と日本に戻ってからの飼養期間の合計が台湾での飼養期間よりも長ければ、そのウナギは国産となります。これを業界では「里帰りウナギ」と呼んでいました。

書類の記録上、日本での飼養期間が一番長ければ合法的に国産となるわけですが、ちょっと考えてみてください。〝中抜き〟で中国や台湾に送ったクロコのウナギと、日本に里帰りしてきた成魚のウナギ。これが同一のものであると、どうやって証明できるのかということです。ウナギには、牛のような個体識別番号がついていませんし、つけることも現実的ではありません。実際、海外では地元産のものと混入して飼養されているケースが報告されていました。

結果的に産地偽装を招きやすいということと、さらに証明書類の記載内容を無視したり、確認することなく国産の表示をする悪質な例も散見されたことから、二〇〇八年六月十八日には、複数国を経由して養殖されるウナギの原産地表示の適正化を徹底するよう、関係各所へ文書を出しました。

前述のように、ウナギは一般的な鮮魚類とはまったく異なる流通となっているため閉鎖的な業界構造になりやすい傾向があり、鮮魚を幅広く扱う卸売業者もウナギについては門外漢の場合が少なくありません。表示偽装が疑われる業者には、これに協力的な同業者の影がちらついていて、立入検査に入った直後に廃業して経営者の行方が分からなくなったこともあるなど、実に摩訶不思議な世界でした。正直なところ、探っても探っても、まだ奥に何かが隠れているような、そんな疑念が常につきまとっていました。

とはいえ、二〇〇七年の八月から始まった一連のウナギの調査や行政処分で、ウナギの産地偽装に手を染める業界関係者は少しずつ追い詰められていたと思います。架空取引で国産に偽装する手法は暴かれる、里帰りウナギの仕組みも使えない。そんな時期に浮上したのが、前代未聞のウナギ表示偽装でした。

素性の分からない〝国産〟ウナギが大量に

ウナギの産地偽装で、最後の仕上げともいえる事案となったのが、二〇〇八年六月二十五日に報道発表した一色産ウナギ蒲焼きの偽装です。

発端は、五月二十三日に兵庫農政事務所の食品表示110番に寄せられた一本の電話でした。電話によると、愛知県一色産と表示された国産ウナギの蒲焼きが相場の半額程度で売られており、あまりにも安すぎるので調べてほしい、さらに製造業者も疑わしいという情報です。

現地で店頭調査をしていた食品表示Gメンがこの商品を入手し、撮影した画像を送ってきました。裏面の表示には製造業者名として有限会社一色フード、住所表記は愛知県岡崎市一色町と記されていました。全国でも有数のウナギの養殖地としても知られる一色町は、三河湾に面した愛知県幡豆郡一色町（現在は愛知県西尾市一色町）のはずですが、同じ愛知県の岡崎市にも一色町があったとは知りませんでした。地図で調べてみると、三河湾に面した一色町とは百キロ近く離れた山あいの町です。

土日を挟んで翌週月曜日の朝、東海農政局のGメンに車で調査に行かせ、表示の住所を当ってもらいました。ところが、そもそも表示された住所が実際にはなく、岡崎市一色町をくまなく探しても食品工場らしき建物はないとのこと。現実には存在しない架空の会社でした。怪しげなニオイが立ちこめてきます。

ちょうど指名手配犯の顔写真を配布するような格好で商品の画像を全国のGメンに送り、これが店頭に並んでいればすぐに報告するよう指示したところ、京都、兵庫、島根、福岡などから「確かに売っていました」「ありました。安いです」などの報告が次々と届き始めました。製造元が不明なのに、国産と称する怪しげな蒲焼きが、西日本の相当な広範囲で売られていることが分かってきて、ここで完璧にスイッチが入りました。

「よし、本格的に調べろ」と大号令です。

まずは小売店がどこから仕入れているか、一つひとつ中間流通業者を当たりながら上流を遡る遡及調査を、同日中に開始しました。地道な作業ですが、流通先を短時間で突き止めるには最も確実な方法といえます。複数の業者を経て、最初に調査のターゲットとして名前が上がったのが、大手水産メーカーの関連会社である関西の水産卸売業者でした。魚類を幅広く扱っていましたが、ウナギのことは担当の課長しか分からず、課長を問い詰めても答えがあやふやで、のらりくらりとかわします。あとで分かったことですが、この課長には口止め料として一千万円が支払われていました。我々が調査に乗り出して間もない時期に、素早くです。

どうにか仕入先として東京の食品商社が関与しているらしいことを突き止め、今度は東京の食品表示Gメンたちを調査に駆り出します。農水省が調査を始めたという情報はすでに回っていたようで、ここでも調査先のガードはかなり固かったと聞きました。

結局この食品商社の仕入先として、さらに実態の不明な別の業者が関与していることが分かってきたのですが、これを裏付けるべくお金の流れを確認していくと、食品商社から大本の仕入業者への支払いは現金で行われていたことが分かりました。

問い詰めると、現金をボストンバッグに詰めて渡していたとのこと。億単位の現金ですから札束の重量も相当なもので、何度かに分けたと言います。証拠を残さないよう現金で取引をする、まるで麻薬取引のようなやり方です。

「どこの誰とも分からない人間に何度も現金を渡すはずはないだろう」と取引相手について厳しく追及していたとき、一度だけその場に居合わせていた人物として不意に出てきたのが、魚秀という輸入業者の若手社長の名前でした。

これが、のちに一色フードの正体だと判明する会社です。

苦し紛れだった一発勝負の産地偽装

魚秀は、以前にも疑義情報として名前が出ていた会社でした。福岡県で調査後に経営者の行方が分からなくなった加工業者の仕入先としてです。

当時、魚秀の疑義を確かめるために、販売先の福岡の加工業者を九州のＧメンが調査したことがあります。魚秀から大量の活鰻を仕入れているはずなのに、蒲焼きを焼く施設が実にちっぽけで、不審な点が数々浮かび上がりました。

ところが、継続して調査を進めようとしていた矢先、この加工業者があっという間に廃業して経営者も雲隠れしてしまい、魚秀への疑義を補うには至りませんでした。

このときの悔しさから、魚秀の名前も社長の名前もしっかり覚えています。小所帯の会社で、社長はやり手の若手だという情報も把握済みです。現金受け渡しの現場にいた人間として若手社長の名前が挙がったとき、離れた地域の疑義と疑義がようやく繋がった気がしました。

直ちに四国のGメンと連絡を取り、魚秀に調査に入るよう指示します。魚秀は本社登記は大阪になっていますが、徳島の卸売会社の関連会社で、実質的な本丸の機能は徳島県にあると分かっていました。

小さな点を繋ぎ合わせて線を描き、線を繋いで面を作る。そんな積み重ねをしていくうちに、事件の輪郭がようやく見えてきました。

魚秀は在庫処分に困った中国産の商品を引き受け、これを独自のルートで売りさばくことで功績を上げていました。主要なルートの一つが、雲隠れした会社です。

このころ中国産のウナギは、発がん物質として使用が禁じられているマラカイトグリーンが一部で見つかった影響で、流通させるのが困難な状況でした。大量の中国産ウナギの在庫を抱え、主要な販売ルートも失う中で、起死回生というか、苦し紛れの一発勝負に出たのが一色産うなぎ蒲焼きの表示偽装でした。

これの販売を手助けしていたのが水産卸売会社の担当者でした。伝票上は一色フードから食品商社を経て同社に商品が流れたように見せかけていて、この逆のルートでお金が流れ、実際は一色フードではなく魚秀に現金で支払われていました。

偽の一色産うなぎ蒲焼きは、最需要期となる土用の丑の日（七月下旬〜八月上旬ごろ）を睨みながら一気に売りさばく作戦だったようです。消費者の胃袋に収まってしまえばラベルの表示は捨てられ、仮に残っていたとしても架空会社ですから真相は闇の中、というシナリオです。外堀を埋められて観念したのか、魚秀への立入検査では社長からすぐに自白を引き出すことができ、六月二十五日、魚秀と水産卸売業者に対して行政処分を下しました。

魚秀が出荷していた蒲焼きは〝少なくとも〟二百五十六トン、活鰻に換算すると約二百五万匹に相当する膨大な量です。ウナギの産地偽装がたびたび問題になっている最中に、これほど大胆なことをやるのですから、正直「こいつら、舐めているんじゃないか」と腹立たしさが募ったことを昨日のことのように覚えています。

ウナギの産地偽装に関する一連の追及は前年の八月に最初の調査を開始してから一年弱の長きにわたり、この間に動員した食品表示Ｇメンの数は全国でのべ六百人以上、調査対象は百業者、立入検査の件数では合計二百七十七回を数える一大事案となりました。

それにしても、ウナギは実に奥の深い世界でした。掴み取れそうで掴み取れないウナギそのもので、スルリと取り逃して地団駄を踏んだことも時折ありましたが、どうにかこれで、首根っこを捕まえることができました。

農産物でも懲りない偽装が

ウナギほど深刻なケースではないにしろ、農産物では里芋とタケノコがたびたび調査のターゲットになりました。

里芋で最初に産地偽装の問題が浮上したのは、中国産を千葉県産と表示して販売していた一件です。ここで使われた偽装のテクニックは、ある意味、非常に印象深いものでした。根菜などの農産物には土がついていますので、検疫上の問題から、輸入する際は必ず土が洗われた状態で入ってきます。大きな芋洗い機の中に里芋を入れてガラガラと回し、土を洗い落とすという単純な仕組みです。

これと同様の芋洗い機は国内の里芋産地でも使われています。そこで、洗われた中国産の里芋を国内で芋洗い機に放り込み、千葉県の土を入れてガラガラと回せば、千葉県の土が付着した里芋ができあがる、というわけです。

JAS法違反で処分しても、昨日の社長と従業員が今日は従業員と社長になって新しい会社を作るといった具合で、同じ過ちを繰り返す例もありました。これは、中国からファックスで告発が寄せられたこともありました。「もうバカなことはやめてくれ」という気持ちだったのでしょう。一連の里芋産地偽装は二〇〇五年にも引き続き起き、その後も疑わしい事案が散発的に持ち上がっていました。

タケノコはもっと単純な方法でした。中国で収穫し、水煮の加工をしたものを輸入してきて、小分け包装をする際に国産の表示を付けて流通に流すという方法です。

タケノコの国産偽装は二〇〇八年九月に本省が報道発表した大阪の業者が最初の事例だったと思いますが、この年は十月と十二月に同様の国産偽装が合わせて三件発表されています。かなり以前から慣例的に行われ、業界の一部では定番の手法となっていた疑いがありました。

これが二〇〇八年に立て続けに露見したのは、関係者からの告発に依るところが大きいです。一つが報道されると「ウチも同じことをやっている」「どこそこもやっている」という情報が芋づる式に寄せられるからです。牛肉の事案が出れば牛肉が続き、菓子の事案が出れば菓子が続くのも同じような話です。

呆気にとられたのは、JAS法違反で処分した会社のうち一社の商品で、いかにも「私たちが作りました」と言わんばかりの、竹藪の中で映した生産者の写真が使われていたことです。映っていたのは、偽装の作業に関わった会社の従業員たちです。もっとも、本人たちはそのような事情を知らずに記念写真のつもりで写真に撮られたようではありましたが。

まさに、懲りない面々といったところです。

県域業者名の〝公表〟は知事の判断

食品表示の偽装は、スーパーなどの小売店で売られるものばかりではありません。過去に何度か、通販での表示偽装も発覚しています。

これは二〇〇六年のことでしたが、インターネット通販会社が販売している冷凍イクラの賞味期限が改ざんされているという疑義が持ち上がりました。物流を委ねている大手運送会社の配送センター内でラベルの張り替え作業をしているとの情報です。

物流の倉庫は、荷主の許可なしには立ち入ることができません。許可をもらってから立入検査に入るまでタイムラグがあると証拠が隠滅される懸念がありますので、このときは綿密に作戦を立てました。

まず、運送会社の配送センター前で食品表示Gメンが準備万端整えて待機しておきます。別のチームが通販会社に出向いて「農水省がこれから行くようだから、倉庫の中を見せてくれ」と目の前で運送会社に電話をしてもらいます。間髪を入れず待機中のGメンに「すぐに入れ」とメールです。配送センターの担当者にしてみれば、電話が終わると同時に「農水省です」とGメンがやってくるわけですから、相当慌てただろうと思います。当時は事前通告をした上で立入検査をしていた時期で、ミートホープ事件以降は抜き打ちの立入検査も行うようになりました。

通販で特に印象深いのは、高級魚のクエと称しながら、外観が似ているアブラボウズを売っていたケースです。末端価格で四倍から七倍近い開きがあるため利幅が大きく、希少価値のある魚なのでバレないと思っていたのでしょう。同様の偽装が広がる恐れがあるため、二〇〇八年三月にアブラボウズの名称表示の適正化について文書を出して釘を刺し、本省では大阪に本社を置く全国域の通販業者名を公表しました。

このときもう一つ、九州の県域業者も同様の偽装を働いていましたが、結局、知事の判断で業者名の公表には至りませんでした。

たびたび県域業者の事案について言及してきたので、一度説明しておかねばなりません。もともとＪＡＳ法では、本社や営業所が一つの都道府県内に留まる県域業者だろうが、複数都道府県に本社や営業所がある全国域業者だろうが、行政処分の内容自体は同じでした。違反が見つかれば業者名を伏せたままで改善の〝指示〟をまず出し、改善に従わなければ初めて〝公表〟です。雪印食品の牛肉偽装事件も、雪印食品側の同意を得た上で〝公表〟に踏み切った経緯があります。

世間が大騒ぎして名前も知れ渡っているのに、国が公表しないのはおかしい、という議論が巻き起こったため、〝公表〟を法律の枠組みから外して、行政の裁量権に委ねることになりました。これによって〝指示〟をした場合は行政判断で直ちに〝公表〟できることになったのですが、県域業者の場合は、これを決断できるのが知事ということになるわけです。

九州の県域業者について、当時の知事がどのような判断で公表を選ばなかったのか、その真意は知るよしもありませんが、一般論として、都道府県の主要産業に関わる表示偽装の場合、ダメージを避けるために公表に踏み切らないケースがあるように思います。このあたりは今後の課題でしょうが、さすがに最近では世論の風当たりが強く、率先して公表に踏み切る傾向が強くなってきているようです。

第六章　事故米問題

～濃厚な三日間と激動の一ヶ月半～

突然の『流通ルート解明チーム長』任命

二〇〇八年九月五日、農水省は『非食用の事故米穀の不正規流通米の回収について』と題する報道発表を行いました。三笠フーズによって、食用に適さない事故米（一五六頁参照）が不正に転売されていたという、日本中を揺るがす偽装事件の始まりでした。

当初、この問題に対応していたのは旧食糧庁の流れを組む食糧部で、私は直接担当していません。本省に問題が伝わり、いよいよ発表を間近に控えていたころ、ウチの部署に担当者が相談に来たことがあります。概要は耳に届いていますが、具体的な内容までは知りませんでした。

「何があったんだ？」

「残農です」

「残農は何？」

「メタミドホスです」

これはまずい、と即座に思いました。

メタミドホスといえば、同年の一月末に中国製の冷凍餃子から検出された有機リン系殺虫剤で、この餃子を食べた女児らが重体に陥るなど重篤な中毒症状を示して日本中を震撼させたばかりでした。もう一つ、カビ毒で発がん性が指摘されるアフラトキシンＢ１も検出されたと聞きました。

メタミドホスもアフラトキシンも検出量は微量で、健康被害をもたらすものではないとのことでしたが、「消費者はそうは受け止めてくれない」というのが私の直観です。『消費者の部屋』で平成米騒動が起きたとき、日本人は米に対して特別な感情を抱いていることを痛いほど感じた経験があります。冷凍餃子なら買い控えで様子見することもできますが、主食の米となると話は別です。

「これは大きな問題になるぞ。よっぽど発表の仕方をきちんとしないと」

「現場の調査で人手が必要ならＧメンを使えるぞ」

そんなアドバイスをして終わったのですが、果たして、この言葉がどの程度伝わっていたのでしょうか。

九月五日以降、たびたび記者会見が開かれ、会見に立った食糧部の担当課長らはマスコミから猛攻撃にあって、しどろもどろになっていました。判明したことを中途半端に発表していて、余計に疑念が募るようなやり方です。

「事故米が何に使われていたのか？」と厳しく問い詰められて、あれはその場に居合わせた人間が口を滑らせたのでしょうか、判明している一部の用途でしかない焼酎だけを小出しに明かしてしまい、さっそく『事故米が焼酎に使われていた』と大々的に報じられて、焼酎の主要産地である九州では上や下への大混乱になりました。

さらに十日には三笠フーズ以外にも愛知県の二業者、浅井と太田産業も不正転売をしていたことが発表され、被害がさらに広がりかねない状況です。

マスコミの苛立ち、マスコミの向こうにいる消費者の怒りは頂点に達し、「いったい農水省はどうなっているんだ」と、ミートホープ事件のときを思い出させるような農水省叩きがにわかに巻き起こりました。

最初の報道発表から一週間がたった九月十二日の金曜日、出勤すると、総合食料局の局長室からお呼びがかかりました。総合食料局といえば、事故米の問題で渦中にいる食糧部を擁する局ですから、何らかの応援をせよということなのだろうと察しがつきます。私の上司にあたる女性課長が、にこやかに声をかけてくれました。

「室のメンバーを応援に入れるのはいいけれど、中村さん自身が取られないようにしてね」

「分かりました。大丈夫ですよ」

そう答えて局長室に行くと、局長ら幹部が待ち受けていました。この局長はミートホープ事件当時の局長でもありました。さっそく本題が始まります。

「今日から、事故米の流通ルート解明チームを立ち上げることにした。ついては、中村室長にチーム長をやってもらいたい」

突然の招集でした。さらに「これは大臣のご指名だ」とも言われました。大臣のご指名とまで言われれば、私に返す言葉などありません。

ただし、そのあとに流通ルート解明チームに課せられたミッションを聞かされて、とっさに「そんな無茶な」と思ったのは確かです。

なぜなら、明日からの連休三日間で、三笠フーズをはじめとする三業者の事故米がどこへ流れたのか流通ルートの全貌を調べ上げろ、その結果は連休明けの十六日に発表する、という話だったからです。

赤裸々に綴られた有識者会議の報告書

三笠フーズなどによる事故米の一件で農水省が袋叩きにあったのは、マスコミ対応のまずさもさることながら、これまで問題を野放しにしていた農水省内部の課題が次々と露見したからです。

不正流通問題の原因を究明し、責任の所在を明らかにして今後の改善に役立てるよう、弁護士や大学教授、消費者団体代表、ジャーナリストら八名の第三者で構成される有識者会議が間もなく設置され、十数回の会議を経て十一月二十五日に『事故米穀の不正規流通問題に関する有識者会議調査報告書（第一次取りまとめ）』が発表されました。この報告書には、農水省の内部にいた人間が見ても「ここまで白日の下に晒されるのか」と驚くほどの、赤裸々な内容が収められていました。

この報告書には、私も知らなかったこと、事件の解明が進むにつれて耳に入っていたこと、そして、これまでも薄々と感じていたことが含まれています。そもそもの経緯を遡っておきましょう。

まず事故米について説明しておかなければなりません。

事故米とは、国が備蓄していた米のうち、荷崩れなどに伴う破袋や台風被害などに伴う水濡れ、異物混入、鼠虫害、汚損、熱損、カビなどが生じたものであり、二〇〇六年の規制強化に伴って残留農薬基準超過のものも事故米として取り扱われるようになりました。米袋の汚れなど事故米の中には精米をすれば問題ないものもあるので、食用に適さないものだけを指す言葉とは限らないのですが、事故米という言葉が汚染米という言葉に置き換えられて広まったこともあり、すっかり事故米＝人間が口にできない危険な米、という印象になってしまいました。

ともあれ、事故米のうち食用に適さない米＝食用不適米は、工業用糊などに用途を限って業者に売ります。少しでも高く買ってもらえるよう入札方式を採ってはいるものの、何社もが競うように入札してくるものではありません。事故米であっても国が貯蔵していて保管経費もかかるので、安値であっても買ってくれる業者が現れれば助かります。事故米の販売という事象だけを捉えれば、買い受けを名乗り出てくれた業者は、国にとって〝重要な販売先〟という構図になります。

買受業者とは契約書を交わし、ここに『工業用糊』などの用途も記されています。食用不適米が適正に管理され、契約書に記載どおりの用途に向けられているのか、農政事務所の食糧部の職員が出向いて状況を確認します。

しかし三笠フーズの一件については、二〇〇四年八月から二〇〇八年八月までの四年間に、同社の九州工場へ福岡農政事務所が九十六回も出向いたにもかかわらず不正を見抜けなかったことが、大きな問題点として挙げられました。

この九十六回は、食品表示Gメンが行う立入検査とはかなり異なる性質のものです。前述の報告書には九十六回の実施内容が記されていて、大半は在庫確認、帳簿確認、加工立会で占められていました。加工立会は、予め作業計画の連絡を受け、作業に合わせて加工施設に職員が出向いて作業確認するものです。

作業の状況は確認していますが、作業終了まで立ち会っていたわけではないようです。また、本当に工業用糊原料として使われているのか、出荷先への調査は実施していませんでした。帳簿確認の際に三笠フーズが見せていたのは、実は農政事務所に見せることを前提にした偽の帳簿で、帳簿の記載内容について裏を取られることもないと分かっていたから、まんまと隠し通しながら不正転売を繰り返していたのでしょう。

我々の『食品表示110番』のところには「九十六回も入って、そんなことも見抜けないのか」というお叱りの電話が相当数ありました。一般の方から見れば〝同じ農水省〟の不始末ですから、「あれはGメンの仕事ではなかった」と言い訳したい気持ちはあったものの、グッと堪えるしかありません。

報告書の中で、地元の農政事務所以上に厳しく責任が問われたのは、農水省本省でした。特に事故米の処理全般に関わる部分では、食の安全確保よりも安価早期処分を優先するあまり、工業用糊としての実需を十分に調査しなかった、食用に流用する危険性のある業者を排除しなかった、汚染米を着色するなどの横流れ防止策を講じなかった、不正な流通を防ぐための監督マニュアルを作成せず農政事務所に対する指示もせず、「有効な手段を何一つ講じなかった」とまで厳しく断罪されていました。

この報告書に加えて、十一月二十七日には若手を中心に組織された農林水産省改革チームによる『農林水産省改革のための緊急提言』がまとめられ、大臣に報告されました。ある意味、第三者の有識者会議による報告書以上に、省内でも論議を呼ぶほどの手厳しい問題提起がなされた内容だったと思います。

『食品表示110番』が発端の契機に

報告書の中でもう一つ、早期発見の芽を潰した過ちとして指摘されていたのが、二〇〇七年一月以降に寄せられていた二度の情報提供です。

ともに東京農政事務所に寄せられた匿名の投書で、『三笠フーズが焼酎原料として残留農薬の問題がある中国産もち米の売り込みをしている』という内容とともに、残留農薬検査書が添付されていました。

この報告を受けた本省では、同社へ同時期に販売した中国産もち米の在庫確認を関係農政事務所に指示し、福岡では一万六六六五袋のうち三袋の所在が不明だったにもかかわらず、業者間売買の事実は見出せなかったなどの理由で調査を終了していました。

事態が急転したのは、二〇〇八年八月二十二日に同様の情報が福岡農政事務所の『食品表示110番』に寄せられてからです。

当時の農政事務所には、総務管理や統計部門以外に、旧食糧庁の流れをくむ食糧部と、消費・安全部がありました。消費・安全部の表示・規格課が食品表示Gメンのいる部署です。日常的にお米の仕事をしている食糧部とは違い、食品表示の疑義に〝性悪説〟の視点を向けるGメンが受け止めると、同じ情報提供でも対応が百八十度異なってくるのは当然のことで、ここから調査が始まって不正流通が明らかとなり、冒頭の九月五日の発表に至ったわけです。

九月五日の発表以降、私が流通ルート解明チーム長に任命されるまでの一週間の間に、何度か食糧部の担当に「応援をしようか」「全国のGメンを動かしてもいいぞ」とアナウンスはしていたのですが、自分たちの問題は自分たちで何とか処理をしようとしていたのでしょうか、なかなか声はかかりませんでした。

SOSのサインは届いていませんが、いつでも応援できるよう、私の判断で準備だけは勝手に進めていました。具体的には八日の月曜日、全国の農政局、農政事務所の食品表示担当部所に「応援要請があったら直ちにGメンが動けるように準備しろ」「応援に入ったら、他の通常業務は全部止めて良い」とメールを流しました。すると現場から「食糧部の担当に応援するぞと言っているのですが、反応がない」という意味のメールがいくつか返ってきました。

農政事務所にいる食糧部の人間も、食品表示Ｇメンも、元はといえば大半が旧食糧庁の人間、同じ釜の飯を食ってきた間柄です。前者は残った人間、後者は出ていった人間ですが、ともに出身組織の非常時にいたたまれない気持ちだったと思います。しかし、さすがに震源地の九州では農政局長の判断で、この日の午後には、部分的に応援が入り始めたと聞いています。

そんな状況の中で、「流通ルート解明チーム長をせよ」と言われたので、連休三日間での全貌解明というミッションを「無茶な」とは思いつつも、彼らならこの難題をこなしてくれるのではないか、という期待感があったのも確かです。これまで数々の逆風を受けながらも、ミートホープ事件やウナギ偽装問題などで前線に立ってきたＧメンたち、いつでも応援に入る臨戦態勢でウズウズしているＧメンたちが、全国にいる。私にとっては、かけがえのない大きな後ろ盾でした。

『タコ部屋』ごもりの三日間

流通ルート解明チームが発足してすぐに、必要な諸準備に取りかかりました。まずは全国の食品表示Gメン二千名が三連休中にいつでも動けるよう、各地方農政局を通じて周知徹底を図るとともに、どのような調査方針で臨むのか、何をしなければならないかを箇条書きにした文書を作成しました。ここでゴール目標として示したのは、不正転売を働いた三事業者別の、流通ルートのフローチャートを、最終製品生産者までフォローして完成させることです。

次に解明チームの組織づくりです。すでに食糧部から十名以上が参加することになっていましたが、そのほか、自分の食品表示・規格監視室から三名のGメンを道連れに引っ張ってきました。三名とも食糧部に在籍した経歴があり、米の世界にもGメンの世界にも精通していますから、心強い存在です。私自身は食糧部に在籍したことが一度もなく、米の業界がよく分かっていません。今だから話せることですが、実は事故米の定義についても十分には理解していませんでした。レクチャーを受ける時間もないので、分からないことがあればすぐにその場で聞けるようにということもありました。

並行して、流通ルート解明チーム室の部屋の準備が進んでいました。部屋と言っても通常の執務スペースではなく、いつもは局議室として幹部会議などに使われている会議室です。ここに電話線やLANケーブルを敷き、事務机の代わりに会議机を並べて、にわかづくりの部屋が瞬く間にできあがりました。

こういう部屋は、通称『タコ部屋』と言います。主には法案づくりのために用意される作業部屋のことを指し、同じく会議室などがあてがわれて関係部署から人が集められ、集中的に作業を進めていくわけです。法案づくりには半年とか一年かけられるのが常ですが、今回は短期集中の臨時タコ部屋ということになります。チームの人員は私を含めて二十名、全員が揃うとかなり窮屈な広さでした。

翌十三日の土曜日、朝から全員が私服で出勤してきました。今日から三日間、帰宅できないと覚悟の上での出勤です。

二十名がやることは、現場で動いているGメンたちへの指示や連絡、そして集まってきた情報を繋ぎ合わせてフローチャートを仕上げていくのが主な任務です。最初は中央の大机の上でやっていましたが、机の上では収拾がつかなくなって、最後は壁に貼って紙を継ぎ足しながらチャートを作成していきました。

チーム二十名のうち一名は家庭を持っている女性だったので、彼女は帰宅させましたが、残りは全員タコ部屋暮らしです。不眠不休というわけにもいかず、交代で適宜横になってもらいます。仮眠用に用意された会議室が一杯になり、チーム室の中でマグロように横たわる者もいました。誰かに足で踏まれないよう、会議机の真下に安住の地を見つけて寝ていて、あちこちから足だけが見えている感じです。

時々、誰かに書類などを届けてもらうのですが、部屋に入ってきた女性が一目散に部屋から退散して行くので、不思議に思っていました。あとから聞くと、部屋の中のニオイが凄かったとのこと。確かに九月の暑い時期なのに風呂にも入っていませんし、差し入れのカップラーメンやら牛丼やらで、いろんな臭気が充満していたようです。一名だけチームにいた女性に「あなたは気にならなかったの?」と訊ねたところ、「ウチは年ごろの男の子が二人いるので慣れっこです」と笑い話になりました。

事故米の不正流通問題で特命の流通ルート解明チームが誕生していたことは、マスコミには明かしていません。部屋の入口には看板も掲げておらず、記者が前を通りかかっても、誰も気づかないでしょう。

ただ、トイレに行くためには部屋を出ていかなければなりません。食品表示・規格監視室の面々が普段行くトイレとは違う場所なので、私や三人のメンバーが顔見知りの記者と出くわすと「あれ?」ということになります。

食品表示・規格監視室に私たちの姿がないことも記者の想像力を掻き立てます。さすがに鼻が利くもので、大半の記者には、秘密の会議室にこもっていることがバレていたようです。事故米がらみのことではないかと薄々勘づいてはいたでしょうが、確証は持てないので、メールで「室長は何をしているんですか？」「ご自宅にも帰っていないんでしょう？」などと探りを入れてくる記者もいて、「まあまあ、そっとしておいてよ」と適当にはぐらかしていました。

Gメンたちの踏ん張りに刮目

現場では、食品表示Gメンたちが前面に立って奮闘していました。前述のように、最終製品加工業者までフォローしてフローチャートを作るというゴール目標は最初に伝えています。すでにミートホープやウナギ産地偽装のときに経験済みの手法ですから、「ミートホープ方式でやるんだな」と皆理解してくれています。三笠フーズをはじめとする三業者の販売先としてすでに名前が判明している業者から順々に販売先を辿っていき、別の都道府県の業者名が浮かび上がってくれば、待機していたGメンが出動開始です。九州地方や愛知県から始まり、最終的には全国規模の調査となりました。

三連休なので休業中の業者も少なからずありましたが、あらゆる手を尽くして連絡を取っていきました。ウナギのときのような行ったり来たりの流通は少なかったものの、米穀卸、食材卸など幾重もの流通となっていて、途中までは三笠フーズから流れてきた米であることを認識していた業者が散見されたものの、最終製品加工業者に近づくほど三笠フーズの名前は報道で初めて知ったとか、ましてや事故米であることも初耳だという業者が多くなっていきます。彼らにとってみれば青天の霹靂で、「普通の米だと思っていた」「取引価格も通常の値段だった」と信じられない様子だったと聞きました。一番長い流通ルートでは、最終製品加工業者まで十四段階の流通を通っていたケースもありました。

地方の農政局や農政事務所では、食品表示Gメンの働きぶりに幹部が驚いていたようです。解明チームが発足するまでは食糧部の人間が動いていたわけですが、Gメンが入った途端、これまでとは仕事の進め方も段取りも報告の仕方も全然違ってくるからです。普段、Gメンたちは大きな事件がなければ淡々と巡回店頭調査をやっていますから、事件に直面するとこのような動きをするのかと驚き、刮目したのだと思います。「同じ組織の人間とは思えない」と感想を漏らす幹部もいました。

さすがに連休三日間ですべての流通業者までは追い切れませんでしたが、中心となる幹も枝も、主だった葉っぱも出そろってきて、三日目の夕刻にはフローチャートの全体像を示せそうになってきました。明日の記者発表に備えて、配布する文書の準備が始まります。いよいよ最終の仕上げです。不思議なもので、もう一踏ん張りでタコ部屋から解放されると思うと、エネルギーが湧き上がってきたものです。

急転直下だった事業者名の公表

発表の準備がいよいよ佳境を迎えようとしていた連休最終日九月十五日の夜、事業者名を公表したいという話が持ち上がりました。三笠フードなど三事業者の事故米がどこに販売され、どのような卸売業者を通って最終製品加工業者まで辿り着いたのか、流通ルートに関わるすべての事業者の名前をオープンにできないかということです。

総合食料局長と食糧部長が大臣室に呼ばれ、私も同行しました。三名とも、事業者名の公表には明確に反対の立場です。健康被害が心配される状況ではなかったこともありますが、一番の理由は、事故米とは知らずに購入・販売した業者がたくさんいたからです。名前が出れば深刻な風評被害を受けるのは必至で、大きな混乱に繫がります。

「事業者名の公表はできないのか？」

「できません」

そんなやりとりがあって、しばし沈黙が流れました。沈黙を破るように、もう一度大臣が切り出します。

「どうしても、できないのか？」

「できません！」

このあとの沈黙が実に長く感じました。ようやく大臣から「分かった」という言葉が聞けました。当初の予定どおり、事業者名を伏せたままでの公表が決まったわけです。チーム室に戻ると、皆「良かった」と安堵しています。

「よし、今日は解散だ。もう皆帰れ。明日に備えて、身体を休めろ」

そう指示して、一部の若手職員は念のためこの日もチーム室に詰めてもらいましたが、そのほかは、そそくさと帰り支度を始めました。ひととき緊張感から解放されて、「久しぶりに一杯引っかけるか」といった会話も飛んでいます。私も二十一時ごろだったでしょうか、本省をあとにしました。ようやく家に帰れる。今日はゆっくりと風呂に浸かりたいな。そんなことを考えていた帰路のターミナル駅で、突然、携帯が鳴りました。チーム室に残っていた若手職員からの電話です。

「大変です！　事業者名を公表するそうです。全員を戻せという指示です」

「なに？」

「今、皆と連絡をとっているところです。農政局の職員も出勤させるよう指示しました。すぐに戻ってきてください！」

慌てて霞が関へＵターンをして、チーム室に戻りました。同じく帰宅途中に呼び戻されたチームのメンバーがいきり立っています。

「事業者名の公表なんかしたら、現場が持ちこたえられませんよ」

「チーム長が何とかすべきだ！」

そんな突き上げを受けている私自身も、どうにも合点がいきません。さっそく食糧部長のデスクに向かいます。

「本当に事業者名を公表するんですか。賛成できません！」

「もう決まった話だ」

局次長のところに行っても「リスクはあるが決まったことだ」と、同じ話の繰り返しです。それでも承伏できず、総合食料局長に直訴しに行きました。すると、

「これは政治判断なんだ。もう覆ることはない」

と言われました。政治判断と言われれば、諦めるしかありません。役人とはそういう立場です。チーム室に戻って結果を伝え、愕然としているメンバーに、

「政治判断だから、やるしかない。大至急、リストの突き合わせをしよう。一件一件、名前を確認していけ」

と、もう一度奮起を促しました。時刻は二十三時を回っていました。

この日は長い夜になりました。ほぼ全員が徹夜でした。翌日は連休明けの平日です。Tシャツとジーンズのような軽装ルックのメンバーが省内を走り回るという、とても奇異な光景が脳裏に焼き付いています。

「訂正がある」とことわった上での事業者名の公表

記者会見は明けて十六日の十三時に設定されていました。農水省ではなく、内閣府に記者会見場が設けられるとのこと。消費者庁の設置に向けた前さばきの意味合いもあったのでしょう。

事業者名の公表に反対していたもう一つの理由は、名称の最終確認が十分でないと認識して

いたからです。今回の最大のミッションは、流通ルートの全貌解明です。最終製品加工業者まで辿り着こうと先へ先へと急ぎますから、途中の事業者の詳細な確認はどうしても二の次にならざるを得ません。通常、事業者名の公表に際しては登記を取り寄せて照合するなどのステップを必ず踏んできましたが、公表を前提としていなかった今回はこうした作業の大半をすっ飛ばしています。十三時に配布する文書の量が多いので、印刷が間に合うかどうかの瀬戸際で、メンバーがドタバタと作業する様子を見ながら、業者名の公表に不安を感じていました。

私だけ早朝にタクシーを飛ばして帰宅し、私服からスーツに着替えて、記者会見場の末席に控えました。私の姿を見た多くの記者は、ルート解明に私が起用されていたことを、そこで初めて正式に確認することになりました。

当日の午前中に農水省で、事業者名の公開に踏み切る決断をしたと大臣が自ら明かしているので、集まっていた記者は、これから前例のない発表があると知っており、会見場がいつもとは違う場所であることも含め、ピリピリとしたムードが漂っていました。

配付資料には、事故米の流通ルートに絡んだ事業者名三百七十社（当時）のリストがついています。すでに焼酎の団体や一部の地方自治体が主体的に公表した分も含まれているとはいえ、大半は初めて表に出てくる事業者名です。名称の最終確認が追いついていないので、「訂正あり」をことわった上での発表でした。

農水省の仕切りであれば、こういう場合は午前中とか十四時以降に記者会見を設定するところですが、内閣府はまだ新聞社への配慮までは気が回らなかったのでしょう。十三時といえば、無理をすれば夕刊にギリギリ間に合ってしまう時間です。「訂正あり」の情報を流すには危険な時間帯で、事実、大手全国紙のうち一紙は夕刊に発表どおりの事業者名を掲載して混乱を招いたと聞いています。その他は、そのつど修正がきくｗｅｂ版だけでの掲載に留めたところや、翌日の朝刊で初めて掲載するところもありました。結果的に、屋号と社名、法人格の違い（株式会社か有限会社か）など、いくつか細部の間違いが発見されて、事業者名の追加も含め、何度か修正版を発表しました。

予想していたとはいえ、現場からは猛烈な反発を受けました。この三日間、調査先の事業者から販売先の事業者名を教えてもらう際、「お客さんの名前は伏せてくれるんでしょうね」などと念を押され、「分かりました」と答えながら調査を進めています。そうでなければ三日間で流通ルートの全貌解明など到底できません。

これまでのＧメンの調査でも、問題のある商品だとは知らずに購入・販売していた〝明らかにシロ〟の事業者名は明かさないというのが不文律です。仮に名前を公表する場合でも、問題を知りながら販売していたという〝明らかにクロ〟の確証が得られなければなりません。

実は、最初に『三日間でやっておくべきこと』として箇条書きにした文書に、事業者名公開の可否についても念のために確認するよう記していました。当然のことながら非公開を望む事業者が大半でしたが、今回はシロもクロも、すべて公表ということになりました。電話かファックスかメールか置き手紙か、何らかの手段を通じて「公開することになった」旨の連絡はさせましたが、相談の余地のない一方的な通告のようなものです。

調査先の事業者にしてみれば、販売先を明かすことで〝お客さんを売ってしまった〟ことになるわけで、調査の矢面に立ったGメンたちは相当なお叱りを受けたり、罵倒されたり、いたたまれない思いをしているはずです。

「本省のやり方はおかしい」「チーム長として、どうして阻止できなかったのか」と、私もずいぶん噛み付かれました。現場からの反発は、すべて私が受け止めるしかありません。少なくとも、三日間をともに過ごしたチームのメンバーたちだけは、私が最後まで抵抗していたのを知っています。それだけが救いでした。

何年か経ってから、当時の総合食料局長と話をする機会があり、「最後まで反対してくれたのは、中村さんだけだったね」と思い出話になりました。記憶に残るほど相当深刻な表情になっていた、ということでしょうか。

爪痕を残した事業者名の公表

前例のなかった〝事業者名の公表〟は直ちに大きな波紋を広げました。

事故米と知らずに仕入れていた食品・飲料メーカーにとっては大きな打撃となり、自分たちに何の落ち度もないのに、どうして犯罪者扱いのような目に遭わなければいけないのかと怒り心頭でした。

発表のあと、事故米とは知らずに購入・使用していた〝善意の事業者〟に対する経営支援策として、商品の回収や廃棄に要した費用、公表に伴う売上総利益の減少相当額などを補填する措置を講じましたが、大きな代償だったと思います。

これと同時に、流通ルート解明の追加調査も、順調には進まなくなってしまいました。

前述のように、流通ルートの中心となる幹も枝も、主だった葉っぱも明らかにでき、私の感覚としては、九割以上の事業者は特定できたと思っていますが、まだ残りがあります。すべての事業者を特定しておきたいものの、販売先の名前を明かせば公表されると分かってからは調査拒否が相次ぎました。

追加調査の進捗状況については私がたびたび会見に臨みましたが、私から記者たちにこうした実状を打ち明けたところ、おおむね同情的な反応が寄せられました。彼らも、自分たちの仕事に照らし合わせて理解できるからです。取材の過程でオフレコや匿名を条件に情報を入手することはたびたびある話で、その約束が反故にされたとなれば、確かに協力は得られにくくなります。このため『全貌の解明まで辿り着いていないではないか』と追及する記事は出なかったと記憶しています。

連休三日間だけ、と思っていた流通ルート解明チーム長の務めは、最終的に一ヶ月半に及び、残務を食糧部に預けるかたちで、私は十一月一日付けで併任解除となって、本来の職場の食品表示・規格監視室に戻りました。室のメンバーも、まさか一ヶ月半も私が席を空けるとは思っていなかったでしょう。

ところで、あとで気づいたことが一つあります。私がチーム長に任命されたとき「大臣のご指名」と言われ、とっさのことで、それならばと素直に従ったわけですが、よく考えてみると大臣自らが指名するなどということはないはずですし、就任して一ヶ月余りの段階で室長レベルの名前を知っているとも思えず、「まんまとはめられたな」と思っています。「ここは一つ、中村を使おう」と画策した人間がいるはずですが、あれから四年経過しているのに未だに誰も口を割ろうとしません。別に恨むつもりはありませんが、いずれは突き止めたいと密かに思っているところです。

第七章　食品表示Gメンの経験を生かして

米の世界にも監視の目

二〇〇八年十一月から食品表示・規格監視室に戻ったのも束の間のこと、年末も押し迫った御用納めの日に人事異動の内示がありました。新しい任務は総合食料局食糧部の消費流通課長で、年明け早々の着任です。

この異動に伴い、私自身は食品表示Gメンの仕事を卒業し、総合食料局の中で主に米を扱う食糧部への転身となりました。流通ルート解明チーム長として一時的に総合食料局併任だった時期はありましたが、専任というかたちで食糧部に入るのは初めてのことです。

食糧部消費流通課といえば、事故米の不正転売問題で一番矢面に立っていた部署です。有識者会議の報告書などで手厳しい指摘を受けていた組織の刷新を図り、消費者目線に立った仕事ができる職員、食の安全に対する意識の高い職員の育成に努めるのが、私に与えられた大きな役割でした。

「あなたのDNAを残してほしい」

これが着任のあいさつに対する食糧部長の言葉でした。

この時期は、事故米の不正転売問題への反省から、再発防止に向けた取り組みとして法的な整備が議論されていて、食糧法の改正が行われたほか、二〇一〇年十月から米トレーサビリティ法が段階的に施行されました。事業者間のお米の取引に係わる情報の記録・保存や、事業者間での産地伝達を義務化する法律です。これに伴って米の世界でも流通を監視する業務を行うことになりました。

米など食糧の管理を主務としてきた食糧部の職員が新たに〝監視業務〟をするには、食品表示Gメンにも通じるような仕事の進め方が欠かせません。そこで私の古巣である消費・安全局のGメンに協力を仰いで、事業者を抜き打ち検査する際の検査マニュアルを作成するとともに、立入検査時の調査手法についてもノウハウの伝承を進めていきました。

これまでなら米だけを見ていればよかったかもしれませんが、監視業務では、事業者の帳簿や伝票を精査してお金の流れを突き止める技量も必要で、あわせて一人ひとりには自ら問題点を発見していく能力も求められます。

そこで流通監視に携わる職員を集めて研修を実施し、これまでの食品偽装事案での経験を引き合いに出しながら、監視業務に取り組む姿勢や勘所について、たびたび指導をする機会を持ちました。

本来であれば、私は二〇一〇年三月末で定年を迎える予定だったのですが、流通監視業務を軌道に乗せていかなければならないこともあって、三度にわたって勤務延長が打診され、最終的には二〇一一年八月末まで二年半あまり消費流通課長を務めることとなりました。奇しくも、雪印食品の牛肉表示偽装事件から丸十年です。公務員人生の最後の十年間は、感傷に浸る暇もない慌ただしい歳月でした。

〝うまみのある世界〟だった食品偽装

私が食品表示・規格監視室を離れてからも、そして農水省を退官してからも、食品偽装の事件そのものは絶えることがありません。ただ一方では、食品偽装そのものが〝うまみのある世界〟だった時代は一つの区切りを迎えたのではないか、という気もしています。

思えば、雪印食品の一件を皮切りに食品偽装の監視を始めた当初はずいぶん稚拙なことをやっていたな、と思います。事前の情報収集も不十分でしたし、こちら側の体制も整っておらず、帳簿を目の前に出されても何を見ればいいのか見当がつかなくて、調査先の舌先三寸の言い訳を見破るノウハウもありませんでした。

まだ近畿農政局にいた時代、大手通販の下請けをしている会社を松茸の産地偽装で取り逃がしたことがありました。疑わしい情報が上がってきたので、住所だけを頼りに何の下調べもなく調査に出向いたのですが、明らかに裏社会と通じていそうな会社でした。警察に照会したところ、「経営者は暴力団の構成員ではないが、傷害事件を何度も起こしている」とのことで、調査に出向いた職員を散々脅すわけです。

いろいろと調べ直して再度出向きましたが、様々な理屈を並べて、こちら側を攻め立てました。「松茸は多重債務者を山に送り込んで採らせている。それのどこに問題があるんだ。何なら多重債務者のところに行って聞いてこい！」とすごい剣幕です。もちろんウソも方便の部類なのですが、こちらの経験も浅く、ＪＡＳ法違反の尻尾を掴むには至りませんでした。

だんだんと経験を積んできた数年後、今度は別件の表示偽装でこの業者を捕まえることができ、何とか溜飲を下げることができました。

とある事案では、「街宣車を送り込んだろか！」と事務所にまで脅しにこられたことがあります。その人が帰った直後に二人の男性が現れ、「京都府警ですが、何かあったらいつでも言ってください」と名刺を手渡されました。本当に危ないと思われるときは事前に警察に知らせたことがあり、警察の人も親切に対応してくれるのですが、「じゃあ、一緒に行きましょう」とはなりません。私自身、平静を装いつつも心中穏やかでなかったことがたびたびありました。

脅してくるということは、それだけ誰にも侵食されたくない〝うまみのある世界〟があった証拠だと思います。「こんなことはどこでもやっている」と言い逃れしながら、おそらく長い年月にわたってうまい汁を吸ってきた懲りない面々を、私たち行政が次第に追い詰めて、住みづらい世界に変えていくことができたのではないか。パンドラの箱に詰まっていた災い事をすべて一掃できたとは思いませんが、一定の手応えを感じているのは確かです。

違反事案は一つひとつの現場ごとに状況が異なっていて、同じやり方が次も通用するかどうかも分かりません。結局、いくつもの事案を経験して経験して、不審な点を見つけ出す我々なりの手法や能力を磨いていくしか術はなかったな、と思います。経験者が育ってくれれば、彼らが講師となって後輩を育てるといった具合で、良い循環が生まれてきます。

経験を積んでいけば、現場での機転も利くようになってきます。ウナギの加工業者に立入検査に入ったときのことですが、「ここで蒲焼きを焼いています」と説明を受けた設備がちっぽけだった、という話は以前にも触れました。「本当に焼いているのか」「焼いています」という押し問答だけで真相はあぶり出せません。そこで機転を利かせて「じゃあガスの記録を見せてください」と食い下がって、一般家庭並みの消費量しかなかったと分かれば、そこから追及ができる。些細なことかもしれませんが、そのようなやりとりは本省から一つひとつ指示できるものではなく、現場を預かる職員の想像力や機転に委ねる部分が少なからずあるわけです。

とある農産物の産地偽装では、オフィスの中で証拠として撮影した画像の中に『ＵＳＡ↓北海道』という走り書きのメモが映っていたのを突破口に追及して、自白を引き出すことができました。

特にミートホープ事件を経験して、行政の不作為が徹底的に非難されてからは、何が何でも挙げるのだという、ある意味での開き直りというか、肝が据わった部分があります。少々のことでは動じない度胸もつきました。

産地偽装、本当の被害者はどこにいる

国産と表示された牛肉がオーストラリア産だった、牛肉百パーセントと書かれた加工食品に豚肉が使われていた、国産ウナギと銘打っていたのに実は中国産だった。そんな事件が明るみに出ると、マスコミは大々的に報じ、消費者は怒りの声を上げます。消費者のそばにいる小売店も怒ります。産地偽装に代表される食品偽装は、消費者を欺く行為として許されるものではありません。

しかし、他にも大きな被害を被っている人たちがいます。それは、食料の供給を担い、農産

物の栽培や家畜の飼養に携わり、地域ブランドを育て守ってきた生産者の人たちです。受け継いできた昔ながらの漁法や農法、あるいは品種の改良や生産方法を工夫するなどの長年の努力を、お手軽な産地偽装で踏みにじられた悔しさは、誤解を恐れずにいえば、消費者の「騙された」という感覚以上のものがあるように思います。

例えばウナギの産地で知られる一色町は、伊勢湾台風で壊滅的な被害を受けた逆境を跳ね返すように、海岸縁を養鰻池に作りかえることで地場産業としてのウナギ養殖を軌道に乗せブランド化してきた歴史があると聞きました。ラベル一枚で安易に『一色産』を名乗られたらたまったものではありません。

また、三輪そうめんの産地偽装が発覚したとき、その品質の高さから永年下請けで生産していた島原地方が大きな打撃を受けたことがあります。困り果てた島原地方では、若手が中心となって島原産のそうめんを地域ブランドに育て上げたそうです。最近ではスーパーの店頭で『島原そうめん』が並んでいる光景をよく見かけるようになりました。これは産地偽装の発覚をプラスに転化した一つの例です。

大多数の生産者が、そして流通段階の事業者が、国産や地元産の食品を守るために、品質の高い食品を消費者に提供するために、多大なコストをかけ、努力しています。それにタダ乗りして偽装を働く行為は、消費者と、真面目にやっている生産者や事業者、両方への背信行為だと指摘するほうが的確でしょう。表向きには「消費者のために食品表示を守る」と言ってはきましたが、半分は一途に取り組んでいる生産者や事業者のためでもあったように思います。

冒頭で『性善説から性悪説へ、心を鬼にして、気持ちを切り替えた』と記しましたが、生産者や事業者を信じてあげたいという気持ちを全部捨てきったわけではないことを、吐露しておかねばなりません。ただし、真面目にやっている人に対して限った気持ち、ではありますが。

すっかり身体に染みついた職業病とでも言いましょうか、退官した今でも、スーパーに行くとついつい産地表示に目が行ってしまいます。ウナギの売場では国産よりも中国産のほうが量的に目立つようになりました。牛肉売場ではオーストラリア産や米国産、鶏肉売場ではブラジル産の表示も頻繁に見かけます。国産は高くて、外国産は安い値付けです。また漬け物売場に行けば、安価な漬け物の原材料は多くが外国産です。国産原料を望む消費者なら、地域の名産品を売る小売店やこだわりの食材を売りにした専門店で目当ての商品を探し当てることができます。

かつては〝何がなんでも国産〟という国産信仰が強く、今でも根強いとは言えますが、海外産が少なからず流通していることが知られた今は、消費者も安い外国産と高い国内産を、目的に応じて使い分けて買い物するようになってきたような気がします。

また、農水産物は消費者の都合に合わせて収穫できるものではありませんから、最近は『時期によって産地が異なる場合があります』という注意書きを入れるケースも見受けられるようになりました。

これはこれで、本来あるべき姿だろうと思います。

全国的なネットワークが最大の強み

永年、食品表示の監視業務に携わってきた経験から、食品表示Gメンの全国的なネットワークが我々にとって最大の武器だったということを実感として感じています。警察のような捜査権はありませんが、都道府県単位の警察よりも全国規模で機敏に動ける単一組織。行政機関では他にあまり例がないのではないでしょうか。

食品表示に関わる法律にはJAS法のほかに食品衛生法などがあって、後者の食品衛生法は、法律の所管はともかく、日々の監督指導を行うのは都道府県や市単位などの保健所です。複数の地方自治体の保健所職員同士が直にコミュニケーションを取りながら連携して動いたり、全国統一の司令塔のもとで各地の職員を動かすような組織編成にはなっていません。

一方、JAS法にもとづく表示監視については、本省の食品表示・規格監視室を筆頭に、七カ所の地方農政局、地方農政局の出先機関である農政事務所（二〇一一年から地域センターや支所に組織再編）までピラミッド型の組織ができていて、それぞれに食品表示Gメンが在籍しています。本省を司令塔にして、該当する地域のGメンを電話一本で素早く動かすことが可能な体制です。

近ごろでは地元で獲れたものを地元で消費する地産地消という概念が浸透し始めているとはいえ、大半の食品は都道府県の垣根などいとも簡単に越えて、時には国境線も越えて、生産地から複数の卸売業者や加工業者などを経ながら全国の小売店に届きます。特に滞留在庫ができない生鮮食料品の場合は、一晩にして何百キロも動きます。そうなると、表示の偽装を暴くには、全国的な規模でスピーディに調査ができる組織が必要になります。

例えば、大阪の業者で疑義情報があって立入検査していたときに仙台とも繋がっているようだと分かれば、大阪のGメンから本省の食品表示・規格監視室に連絡が来て、すぐさま室長判断で仙台のGメンに準備をさせます。「連絡があれば、すぐに動け。他の仕事はすべて止めていい」と指示して待機です。やがて仙台の事業者名が分かれば、すぐに現地に出動を命じます。大阪で立入検査をやっている最中に仙台の調べも始まれば、互いに口裏を合わせることもできません。

二〇〇八年六月に発覚した飛騨牛の産地偽装事件では、週末に疑義が持ち上がったのでGメンの自宅のパソコンや携帯にメールを送って、翌朝の朝イチから一気に立入検査を行いました。役所には立ち寄らずに現場に直行です。もはや普通の公務員とは思えないような動き方ですが、ミートホープ事件を教訓に、全国規模でスピーディに動ける体制を作り上げてきたわけです。事故米の流通ルート解明も、こういうネットワークがあればこそ実現しました。

食品表示の適正化に私が取り組んだのはたった十年間足らずですから、完璧な形を作り上げることができたと自惚れるつもりはありません。ただ、後進のためにレールを敷くことはできたと思っています。かつて「こんな仕事はできません」と弱音を吐いていた後輩たちが、全国各地で逞しく働いてくれています。一人ひとりの能力も上がってきたからか、今では千六百人体制でまかなっているようですが、これからも陰ながらエールを送り続けていきたいものです。

記者の目は国民の目

公務員生活を振り返って、特に最後の十年間は報道関係者との付き合い方について試行錯誤をした十年間でもあった気がします。

行政自身、さまざまな広報活動を行っていますが、情報を届ける力はマスメディアにとてもかないません。多くの国民は、メディアを通じて情報を知るわけです。

行政に携わる者は、報道関係者とのお付き合いが避けられません。しかし、実際に新聞やテレビの記者から取材を受けるのは気を遣いますし、これを苦手としている職員も少なくありませんでした。私自身も、できれば記者との接触は避けておきたく、取材対応も面倒な仕事と感じたことがありました。

そんな自分の姿勢を反省させられたのがミートホープ事件でした。

事件を契機に、監視室への出入りを自由に（自由と言っても私のデスクの前だけでしたが）したことは前述しましたが、それまでの閉鎖的な対応を変えて、記者と正面から向き合えば、行政に対する理解を得られるのではないかと考えたのが動機でした。

もちろん、オープンな姿勢で対応したからといって、記者が報道に手心を加えてくれると期待したことは一度もありませんし、事実、そんなことは一度もなかったと思います。

監視室は社会部が担当していたこともあり、記者の取材競争は想像以上でした。

私の自宅は遠いので、さすがに自宅までは訪ねて来ませんが、深夜や早朝の電話はしょっちゅうですし、帰宅時の農水省玄関での張り込みや、帰りの通勤電車の中で突然に取材が始まったこともありました。記者たちは風呂にも携帯電話を持って入るらしく、その徹底したプロ意識は自分たちも見習わなければいけないと感じたものです。

記者への対応を変えた成果には、大きなものがあったと思います。

特に次々と発覚する食品表示偽装事件に対して、立場の違いはあれど、〝何とかしなければならない〟という思いを共有できたことは、とても心強く思えました。

公表の仕方などを巡って激しくやり合うこともありましたが、業務が終わったあとに、ワインを持ち寄って遅くまで議論を交わすこともありました。私は戦争を知る世代ではありませんが、ミートホープ事件から二年余りお付き合いをした記者の皆さんとは、いわば戦友的な連帯感を感じることができました。

私の退職が決まったとき、予想を超える大勢の職場の後輩たちが集まって退職を祝っていただき、感激で涙腺が緩んでしまったことを思い出します。

意外だったのが、すでに農水省の担当を離れている当時の記者の皆さんが、遠く九州からも駆けつけて送別会を開いてくださったことです。記念にいただいたTシャツ、トロフィー、御用提灯は、その時の写真とともに、今は私の大切な宝物になっています。これらの品々には『MR．JAS』『Gメン』『中村組』と書かれていました。

消費者庁による食品表示一元化の動き

さて、二〇一一年八月末付けで農水省を退官してから一ヶ月ほどは自宅で羽を伸ばしていたのですが、仕事への情熱はまだまだ捨てがたく、縁あって話があった財団法人食の安全・安心財団に入り、事務局長を務めています。同財団は、外食や食品産業における食の安全や消費者からの信頼確保に向けた調査研究を第三者的な立場で行う役割を担っています。

この財団を管轄するのは農水省ですから、それだけを尺度に言うならば俗にいう〝天下り〟の範疇には入るのでしょうが、今の私を見てもらえれば、世間から後ろ指を指されるような天下りのイメージとは相当違うことが分かっていただけると思います。

外食産業はＪＡＳ法の規制の対象外だったものの、食の安全に対する関心や意識が当然に高い業界ですから、これまでもたびたび講義に出向く機会がありました。金銭面での優遇も特別な役職も要らない、自分が培ってきた経験やノウハウを生かす仕事をさせてもらえるのなら、ということで迎え入れてもらったわけです。

さすがに徹夜まではしないものの、今でも食品表示Ｇメン時代を引きずるような多忙な日々で、事業者向けの講義で全国各地に出張する機会も多く、妻は「公務員を辞めたらゆっくりできると思っていたのに、昔と変わりがない」と、ほとほと呆れた様子です。

ミートホープ事件を経てから、記者たちに携帯電話の番号を教えていつでも問い合わせ対応できるよう改めたことは、すでに記しました。あのとき、本省でとことん付き合った記者たちは、そのあと全国に散らばって活躍しています。

私が官職を離れこの財団に勤めている今でも、「こういう問題があるのだけど、室長はどう思いますか?」などと時折電話があります。「室長はやめてくれよ」と返すのですが、要は、彼らも事の重大性を推し量りかねるケースがあって、第三者に意見を求めているのでしょう。私に分かる範囲なら答えるようにしていますし、「こういうところを調べてみたら」と助言をすることもあります。今でも二十社三十人以上の記者の電話番号が残っていて、私にとっては貴重な財産です。

現在の職に就く前後から、食品表示に関わる大きな動きが始まりました。それは、消費者庁による食品表示一元化に向けた取り組みです。

これまで、あまり説明をしてきませんでしたが、生鮮食品や加工食品のパッケージ裏面などについている食品表示については、ＪＡＳ法以外にも、食の安全については食品衛生法、栄養表示の面からは健康増進法が関わっています。それぞれの法律の成り立ちや目的の違いから、表示がＪＡＳ法違反となるもの、食品衛生法違反となるもの、あるいは両方の違反になるものがあるなど、「分かりにくい」とたびたび指摘されてきました。

この三つの法律のうち、食品表示に関わる部分を一つの法律に一元化し、消費者や事業者に分かりやすい表示を実現しようということで、二〇一一年九月に消費者庁が食品表示一元化検討会を設置し、議論を重ねてきています。

この本の出版のタイミングとも多少前後するので確定的なことは言えませんが、検討会での議論を踏まえて二〇一二年度の通常国会に法案を上程し、食品表示新法として可決・成立を目指そうという動きになっています。

実効性の乏しい法律は不幸な違反者を増やす

この食品表示一元化の検討を経てまとめられようとしている食品表示新法については、私自身、検討会での議論を踏まえながら、大きく二つの問題点があると感じています。一つは組織運営の問題、もう一つは表示義務拡大の問題です。

まず組織運営の問題ですが、消費者庁自体は数百人の職員が本庁にいるだけで、地方組織は持っていません。法律の起案や具体的な表示のルールづくりは消費者庁がやりますが、実際に誰が表示の監視をするかといえば、そこは従来どおりという方針です。頭は一つにまとめても、手足となって動く部分は行政目的が異なる食品表示Gメンと保健所職員の役割ということになり、現場で大きな混乱が生じる可能性があります。

評論家の中には、いっそ農水省の表示監視業務に携わる組織、すなわち全国のGメン組織をそっくり消費者庁に移せばいいと主張している人もいますが、消費者庁は「組織までは考えていない」と否定的です。これで果たして、食品表示の適正な運営ができるのか、疑問を持たざるを得ません。

これ以上に懸念しているのは、法律を一つにまとめるだけに止まらず、これを機に、表示義務の拡大に議論が発展していることです。特に大きな問題だと思うのは、いわゆる中食と呼ばれているテイクアウト総菜、個売の和洋菓子などの食品や、外食の飲食業にも産地情報等の表示を義務付ける案が浮上していることです。総菜や外食などは同じ商品やメニューであっても、時期によって収穫できる食材の産地が異なってくるため、そのつど表示をこまめに差し替えなければいけない、ということになります。

飲食業には零細事業者が数多くあり、家族経営の定食屋さん、屋台のラーメン屋さんなども義務を負うことになります。例えば、トンカツに添えられたキャベツを群馬産などと表示させせることに、いったいどれだけの意味があるのか。その負担を零細事業者が果たして負い切ることができるのか、はなはだ疑問です。

今は、産地情報などを積極的に提供するお店も増えており、産地にこだわる消費者はそういう店を支持しています。表示にこだわらない、美味しさや雰囲気を求める消費者は、そういう店を選んでいます。ともに幸せな構図がすでにできています。すべての外食事業者や惣菜事業者等に実効性の乏しい法律を適用していけば、それは違反者をいたずらに増やしてしまうことに繋がり、消費者にとっても事業者にとっても、不幸な結果を招いてしまうのではないでしょうか。

私自身は、表示義務の拡大を議論する前に、現状の食品表示制度を整理整頓するほうが先決だろうと思っています。

食品表示制度は歴史的に、必要性の高い食品から順次整えられてきた経緯があり、継ぎ足し継ぎ足しの連続で、結果的には、ウナギの蒲焼きは産地表示義務があるのにアナゴの蒲焼きには表示義務がないなど、消費者から見れば統一感のない制度になっています。こうした諸問題を見直したり、情報を整理整頓して表示の文字を大きくしたりすることのほうが、よほど消費者のためになると思っているのですが、いかがでしょうか。

今は、食品表示の一元化について何が行われようとしているのか理解している記者が少ないため、新聞やテレビなどで話題になることが少なく、大半の消費者も知らず、国民的な合意形成もないままに、一部の急進的な考え方だけで事が進もうとしているような気がして、とても心配な状況だと認識しています。万が一、この本が出版されたあとに法案が可決されるようなことがあれば、実際の運用面について注意深く事の成り行きを見て、必要に応じて声を上げていきたいと思います。

〝食と放射能〟を巡るリスクコミュニケーション

皆さんもご承知のように、二〇一一年三月十一日に東日本大震災が起こり、福島第一原子力発電所の事故によって放射能汚染が広がるという深刻な事態に陥りました。

事故の発生直後は、放射性物質の拡散に伴う周辺地域での体外被曝がもっぱら問題視されていましたが、その後は農水産物への影響が懸念され、全国の消費者が食品の放射能汚染に不安を訴えるようになりました。食の安全につきつけられた新しいテーマです。

食品表示の監視業務でも感じていたことですが、いったん不安な感情に火が付くと、時には科学的な根拠のない不安までもが一人歩きするケースがあり、食の安全を求めるあまり絶対的な安全＝ゼロリスクを求める声も上がってきます。しかし技術的にも社会的コストの面でも、ゼロリスクを実現するのは困難なことと言わねばなりません。

一方で行政は、例えば放射性物質の一つであるセシウムの規制基準値に代表されるように、科学的な見地から、人間が十分に許容でき、しかも現実的に規制が可能なルールを設けます。そして食品を提供する生産者や事業者がルールを守ることで、食の安全が保たれることになります。

例えば米の場合、ごく一部の地域で収穫された米から基準値を上回る放射性物質が見つかったのは確かですが、その他の米については大半が基準値の半分以下の値で、言い方を変えれば、基準値を上回る米を入手したくても入手できないというのが実態です。しかし、必ずしもこのことが消費者に理解されていない現状があります。

食の安全・安心財団では、事故直後の二〇一一年三月二十二日から七回にわたって、食と放射能に関わるさまざまな切り口で意見交換会を開いてきました。毎回、放射能の研究者や食の安全に携わる人、報道関係者など各界の専門家を報告者として招いて、報告のあとに会場に集まっている参加者との意見交換を行うというものです。

私自身は、この意見交換会が始まったあとの着任ですし放射能の専門家でもありませんから、いっぱしの意見を披露するような立場にはありませんが、この検討会での議論を聞きながら、とても興味深い取り組みだと思いました。というのも、行政、生産者や事業者、消費者と、それぞれ価値観や意見が異なる利害関係者（ステークホルダー）が、感情論ではなく、科学的な根拠に基づいた意見交換を進め、互いに着地点を見いだそうとしているからです。

合意形成に向けたこうしたプロセスを、リスクコミュニケーションと言います。これまでも行政主催のリスクコミュニケーションの場はありましたが、行政主催だと、どうしても行政と消費者が対峙する構図になりがちです。財団は農水省の所管とはいえ、第三者的な中立の立場でオープンな議論の場、正しい情報提供の場を提供するというポジションに徹していますので、こういう自由闊達な議論が生まれやすいのでしょう。中立ですから、行政が進めてきた政策、マスメディアの論調、風評に惑わされて行動する消費者への批判も等しく飛び出してきます。

毎回三百人ほどが集まりましたが、そのうち二割程度は報道関係者で、一つの新聞社から五名を送り込んできたところもありました。それも取材目的の参加ではなく、放射能問題に理解を深めるための、勉強目的の参加です。

放射能をめぐっては物理の専門用語や専門知識が飛び交うこともあって、何が重要な問題で、何が取るに足りない問題なのか、立場によってどんな利害が生じるのか、なかなか客観的な判断ができない部分があったのだと思います。

この意見交換会が功を奏したのかどうかは分かりませんが、マスメディアの報道のトーンも、事故直後に比べてずいぶん冷静になってきました。

例えば、食品（野菜や穀物、肉や卵など）中の放射性セシウムの規制値について、当初は暫定的に一キログラムあたり五百ベクレルとなっていましたが、二〇一二年四月から一般食品百ベクレルに強化されました。以前であれば、とことんゼロリスクを求めるべきだという論調の記事が少なからずあったわけですが、新基準が発表されたころには、基準強化によって高度な検査・分析作業が必要となるため、十分な検査頻度が担保されなくなるデメリットが生じることはないかと、別の切り口から問題提起をする社説が出てきました。

一つのリスクを減らそうとすると新たなリスクが持ち上がってくるのは世の中の常で、両者はトレードオフの関係になりがちです。そのバランスに着目しているのは、現実を冷静に受け止めようとしている一つの現れだと思います。

前述の食品表示一元化の問題については、二〇一二年五月に財団として初めて意見交換会を開催したばかりです。これを機に表示の一元化についても冷静な議論がなされ、関係省庁も生産者も事業者も、そして何より消費者が納得感を得られる表示制度になっていくことを願ってやみません。

おわりに

「中村さんの実体験を本にしませんか？」

退官してすぐ、こういうお話を複数いただきました。もし本を出すとしても、一部の週刊誌のようなセンセーショナルな書き方や、暴露本のような内容にはしたくない。そんなことを考えていたとき、文芸社の中村孝志さんから、

「事件そのものを白日のもとにさらけ出すというよりも、事件を通じて中村さんが感じたことや問題意識を、読者の皆さんと共有できるような本にしたい」

と言われ、心が動きました。

私自身、『食品偽装　起こさないためのケーススタディ』（ぎょうせい・刊）という本の共著者として、食品偽装の事例について解説をしたことがあります。

当時はまだ公務員の立場でしたから、いろいろと気遣いしなければならない点も多々あり、かなりオブラートに包んだ書き方をしていました。公務員を辞めたからと言って、これがすぐに修正できるものではありません。

そこで、編集の中村さんやライターの建野友保さんの知恵を拝借して、本をまとめることに

なりました。校正刷りの段階で一度、妻にも読んでもらったのですが、「大変だった時々のことが思い出されてとても面白い」と言ってもらえ、こうして本にまとめて良かったと思いました。

雪印牛肉偽装事件で、闇に埋もれていた〝パンドラの箱〟を開けてしまったと感じてから、早いもので十年以上の歳月が経ちました。

部下の職員から「お巡りさんのような仕事はできない」「中村課長にはついていけない」と言われ、立入検査先の担当者から「勘弁してくれ」と泣きつかれた光景は、今でも脳裏に焼き付いています。

ミートホープ事件では、異なる畜種の肉や常識では考えられないような混ぜものがされていて、我が目を疑うような有様でした。

地域ブランドとして手塩にかけて育ててきたウナギの産地ブランドが偽装されたときは、心の底から憤りが湧き上がりました。

捜査権もない農水省の職員が、どこまでできるのか、どこまでやっていいのか。

迷いながら、手探りしながら、葛藤を重ねながらの十年間でした。私生活をすべて投げ出し、苦しい思いも多々経験してきましたが、「それでも、不正は許されない」という強い思いだけが、最後の砦だった気がします。そして、この思いを、後輩たちにも受け継いでいってもらえれば、私が奮闘してきた甲斐もあったのではないかと思います。

最後に、在任中に私を支えてくれた多くの職場の仲間たち、そして理解を示してくれた上司の皆さん、夜遅くまで真剣に語り合った記者の皆さん、そして、迷惑のかけっぱなしだった家族に、心からの感謝を。皆さんがいたからこそ〝食品表示Gメン〟は一定の役割を果たすことができました。ありがとうございました。

筆者

参考文献

『食品偽装　起こさないためのケーススタディ』
新井ゆたか・中村啓一・神井弘之共著　ぎょうせい刊　二〇〇八年
『雪印の落日　食中毒事件と牛肉偽装事件』藤原邦達著　緑風出版刊　二〇〇二年
『検証・「雪印」崩壊　その時、何がおこったか』北海道新聞取材班著　講談社刊　二〇〇二年
『企業不祥事事典―ケーススタディ１５０』齋藤憲監修　日外アソシエーツ刊　二〇〇七年
その他「農林水産省ホームページ」など、各種ＷＥＢサイトを参考にさせていただきました。

著者プロフィール

中村 啓一（なかむら けいいち）

1949年長野県出身。高校卒業後、農林省に入省。

入省3年で大臣官房総務課に配属され、激務の国会担当として活躍。

その後、食品流通局を希望し異動。グリコ・森永事件の対応や平成米騒動の消費者窓口を担当。異動先で必ず大きな事件が起こることから、「事件屋ケイちゃん」の異名をとる。

2001年、単身赴任した近畿農政局管内で『雪印食品牛肉偽装事件』が発覚。その後、食品偽装を摘発する専門チームが農水省に設置され、全国2000名のリーダーに就任。数々の食品偽装摘発を指揮し、名物指揮官「ミスターJAS」と呼ばれる。

実績を買われ3度の定年延長ののち、2011年8月に農水省を退官。

食品偽装との闘い ミスターJAS 10年の告白

2012年7月15日　初版第1刷発行

著　者　中村 啓一
発行者　瓜谷 綱延
発行所　株式会社文芸社
〒160-0022　東京都新宿区新宿1－10－1
電話　03-5369-3060（編集）
03-5369-2299（販売）

印刷所　図書印刷株式会社

ISBN978-4-286-11872-7